María del Pilar Díaz Martínez

Tratamento fisioterapêutico por agulhamento seco

María del Pilar Díaz Martínez

Tratamento fisioterapêutico por agulhamento seco

Membro superior

ScienciaScripts

Imprint
Any brand names and product names mentioned in this book are subject to trademark, brand or patent protection and are trademarks or registered trademarks of their respective holders. The use of brand names, product names, common names, trade names, product descriptions etc. even without a particular marking in this work is in no way to be construed to mean that such names may be regarded as unrestricted in respect of trademark and brand protection legislation and could thus be used by anyone.

Cover image: www.ingimage.com

This book is a translation from the original published under ISBN 978-613-9-43417-6.

Publisher:
Sciencia Scripts
is a trademark of
Dodo Books Indian Ocean Ltd. and OmniScriptum S.R.L publishing group

120 High Road, East Finchley, London, N2 9ED, United Kingdom
Str. Armeneasca 28/1, office 1, Chisinau MD-2012, Republic of Moldova, Europe
Printed at: see last page
ISBN: 978-620-8-28559-3

Copyright © María del Pilar Díaz Martínez
Copyright © 2024 Dodo Books Indian Ocean Ltd. and OmniScriptum S.R.L publishing group

ÍNDICE

1. NOÇÕES BÁSICAS DE AGULHAMENTO SECO (PS).

1.1. Considerações anatómicas para a PS.

O agulhamento seco envolve certos riscos para várias estruturas anatómicas, tais como órgãos, nervos e vasos sanguíneos. Por isso, é essencial que os profissionais tenham um conhecimento anatómico sólido, tanto teórico como prático, para minimizar as complicações (1, 2, 3, 4).

- Pleura e pulmões: O pneumotórax é uma complicação grave, embora rara, da PS. Pode ser evitado se o fisioterapeuta aplicar corretamente os conhecimentos anatómicos. É essencial evitar dirigir a agulha para os pulmões ou para o espaço intercostal. Utilizar a técnica de palpação em pinça para puncionar músculos como o trapézio, os peitorais e o latissimus dorsi, ou dirigir a agulha para estruturas ósseas, como as costelas ou a omoplata, para evitar o acesso à pleura.
- Vasos sanguíneos: É fundamental identificar e evitar os vasos sanguíneos. O conhecimento da anatomia vascular permite ao médico evitar a punção de veias superficiais por inspeção e a palpação de artérias por pulsação. Aplicar pressão para assegurar a hemostase após a retirada da agulha, especialmente em doentes com trombocitopenia.
- Nervos: A inserção de agulhas perto de nervos requer cuidado para evitar lesões. Se o doente sentir uma dor aguda e eléctrica, a agulha pode ter tocado num nervo. A área próxima da medula espinal e a área suboccipital devem ser evitadas devido ao risco de afetar o tronco cerebral.
- Órgãos: O fisioterapeuta deve estar ciente da localização dos órgãos internos para evitar punções. Por exemplo, existe um risco quando se perfuram os músculos psoas major ou quadrado lombar devido à proximidade do rim, ou quando se abordam os músculos abdominais perto dos órgãos peritoneais.
- Articulações: É importante evitar perfurar as articulações, as cápsulas articulares ou as bursas, uma vez que tal pode provocar infecções nestas estruturas sensíveis.
- Próteses e dispositivos implantados: Evitar perfurar perto de próteses (membros, fixações internas e externas) ou dispositivos implantados

(pacemakers, implantes mamários ou glúteos, etc.) para evitar infecções e danos nos dispositivos.

- Zonas patológicas: É também crucial evitar zonas afectadas por inflamações agudas, infecções, varizes, quistos, tumores ou lesões cutâneas para evitar complicações adicionais.

Com este conhecimento, os médicos podem minimizar os riscos associados à PS, aplicando técnicas adequadas e tomando as precauções necessárias.

1.2. Eficácia terapêutica e indicações do agulhamento seco.

1.2.1. Eficácia terapêutica.

A chave para um agulhamento seco (PD) eficaz é o diagnóstico exato dos pontos de gatilho miofasciais (MTrPs) e da síndrome da dor miofascial (MPS). Sem um diagnóstico correto, o SP pode não ser seguro e conduzir a resultados questionáveis.

O primeiro ensaio clínico que utilizou SP para tratar a dor músculo-esquelética foi efectuado em 1941, embora o termo "agulhamento seco" só tenha sido utilizado em 1947. Este estudo comparou três grupos de doentes com dores lombares, um grupo recebeu novocaína, um doente recebeu soro fisiológico e o último grupo recebeu apenas a punção. Surpreendentemente, os resultados foram semelhantes em todos os grupos, sugerindo que a própria agulha tinha um efeito terapêutico. Desde então, vários estudos demonstraram a eficácia da PS, semelhante à das infiltrações anestésicas. Investigações posteriores, como a de Hong em 1994, confirmaram que tanto a PS como a infiltração de lidocaína são eficazes quando provocam respostas locais de contração (REL), embora a PS que provoca REL seja mais eficaz do que a infiltração sem REL (5).

Apesar das provas clínicas a favor da PS para numerosas condições, como a dor miofascial, dores no pescoço e nas costas, dores de cabeça, enxaquecas e outras, é necessária mais investigação. As revisões sistemáticas indicam que a PS é eficaz, mas a superioridade em relação ao placebo ainda não foi demonstrada, o que coloca desafios na conceção de estudos controlados em dupla ocultação. Embora existam agulhas de placebo, estas podem gerar uma estimulação fisiológica que complica a avaliação do seu verdadeiro efeito placebo. Num esforço para resolver estes desafios, alguns estudos recentes aplicaram tratamentos sob anestesia para garantir um mascaramento adequado, com resultados promissores. A evidência atual apoia cada vez mais a utilização de PS, especialmente para o alívio imediato da dor em doentes com SMD, embora se recomende mais investigação (6, 7, 8).

1.2.2. Indicações para o agulhamento a seco.

As indicações para o agulhamento seco (PD) referem-se a condições em que a técnica demonstrou ser eficaz ou em que a sua utilização é sugerida. As principais indicações incluem (6, 7, 8):

- Dor miofascial: Dor causada pela presença de pontos de gatilho miofasciais (MTrPs) nos músculos.
- Dor no ombro: Incluindo dor na hemiparesia, síndrome subacromial crónica (impacto) e capsulite adesiva.
- Dor crónica lombar e cervical: associada a radiculopatias cervicais ou lombares e à síndrome do chicote.
- Dores de cabeça e enxaquecas: Para o tratamento de dores de cabeça tensionais e enxaquecas crónicas.
- Dor pós-cirúrgica: em caso de dor crónica pós-operatória no peito ou nos joelhos.
- Síndrome do túnel cárpico e outras compressões nervosas.
- Tendinopatias: Dor causada pela inflamação ou degeneração dos tendões.
- Fasceíte plantar: Dor crónica na planta do pé.
- Dor pélvica crónica: associada a problemas musculares.
- Síndrome do piriforme e ciática: dor irradiada na perna.
- Espasticidade muscular: Em doentes com paralisia cerebral ou lesão incompleta da medula espinal.
- Dor no membro fantasma: em pacientes pós-amputação.
- Disfunção temporomandibular: dor e disfunção na articulação da mandíbula.

Estas indicações baseiam-se em estudos clínicos e observações sobre a capacidade do agulhamento seco para desativar os PGM e reduzir a dor em várias zonas do corpo.

1.3. Precauções em PS.

Os riscos associados ao agulhamento seco (SP) são raros e a sua probabilidade é baixa, especialmente se forem tomadas as precauções adequadas. No entanto, é essencial que o fisioterapeuta avalie os riscos versus os benefícios da técnica, usando o seu julgamento clínico em cada caso. O tratamento não invasivo deve ser considerado para atingir os objectivos desejados. As precauções a ter em conta são as seguintes (9, 10, 11).

1.3.1. Dor.

A dor é um dos efeitos adversos mais comuns durante o tratamento de pontos-gatilho com PS. Esta dor pode ser grave quando é provocada uma resposta de espasmo local quando a agulha é inserida. Embora um estudo indique uma média de dor de 5,25 na escala visual analógica (EVA), a experiência clínica sugere que a dor pode frequentemente ultrapassar os 7 pontos. A dor pós-punção pode ser significativa, mas é geralmente temporária e desaparece em poucas horas. Deve ser feita uma distinção entre a dor pós-punção e a dor referida que o doente já estava a sentir. A investigação revelou que quase todos os doentes submetidos a PS referem alguma dor pós-punção, embora esta seja frequentemente considerada mais tolerável em comparação com a dor anterior. A maioria destes sintomas são transitórios e não costumam causar complicações graves (9, 10, 11).

1.3.2. Problemas com agulhas

A utilização de agulhas em PS pode levar a complicações como dobrar, encravar, partir ou perder-se. Estes problemas são relativamente comuns, mas normalmente têm consequências menores. As agulhas partidas ou esquecidas são menos comuns, mas podem ter consequências graves. Para evitar que as agulhas fiquem presas ou dobradas, é crucial que o fisioterapeuta mantenha um bom controlo e tenha uma boa técnica. Em casos raros, podem ocorrer incidentes de agulhas esquecidas no doente, o que pode levar a riscos, pelo que é aconselhável manter uma contagem exacta das agulhas utilizadas (9, 10, 11).

1.3.3. Pneumotórax.

O pneumotórax é uma complicação grave, mas rara, que pode surgir da acupunctura ou da PS. É a acumulação de ar na cavidade pleural, que pode levar ao colapso dos pulmões. Embora seja um risco potencial, a sua ocorrência é rara e pode normalmente ser evitada através de um conhecimento anatómico adequado e de técnicas de agulhamento cuidadosas. É aconselhável evitar a realização de punções profundas em ambos os lados do tórax na mesma sessão e considerar a utilização de ultra-sons ou de técnicas manuais alternativas se houver dúvidas quanto à realização segura da PS. A formação contínua e a atenção à técnica são essenciais para minimizar estes riscos (9, 10, 11).

1.3.4. Lesões vasculares na PS.

O agulhamento a seco é uma técnica que, embora eficaz para o tratamento de várias doenças musculares, comporta o risco de causar lesões vasculares. A compreensão da anatomia do sistema vascular é essencial para evitar complicações. No início do procedimento, o fisioterapeuta deve estar ciente da localização dos principais vasos e, se possível, palpar os pulsos. No entanto, alguns vasos periféricos são difíceis de identificar, o que pode complicar a técnica. Quando uma agulha perfura um vaso sanguíneo, o doente sente frequentemente uma picada ou uma sensação de ardor, o que é diferente da punção do tecido muscular. Embora estas lesões possam passar despercebidas, podem resultar em hemorragias graves. As complicações mais comuns são a hemorragia e a formação de hematomas. Embora estes sejam considerados efeitos adversos menores, as suas implicações podem ser significativas. É fundamental distinguir entre hemorragias que ocorrem no tecido muscular e hemorragias superficiais que afectam vasos a nível cutâneo e subcutâneo. A primeira pode levar a alterações do pH local, afectando a função muscular e causando desconforto adicional. Para gerir a hemorragia que surge, o terapeuta deve aplicar uma pressão firme sobre o local da punção, mantendo-a durante pelo menos 3 a 10 minutos, especialmente se houver suspeita de punção de um vaso (9, 10, 11, 12, 13).

Os doentes com doença vascular ou que estejam a receber terapêutica anticoagulante devem ser monitorizados com especial cuidado, uma vez que são mais propensos a complicações. Nestes casos, devem ser adoptadas técnicas menos invasivas e devem ser tomadas precauções para manter uma pressão hemostática adequada após o procedimento. Embora as complicações graves, como pseudoaneurismas ou síndromes compartimentais, sejam raras, o conhecimento anatómico detalhado e a aplicação cuidadosa das técnicas podem ajudar a prevenir estas situações (9, 10, 11, 12, 13).

1.3.5. Lesões nervosas em PS para o sistema nervoso periférico (SNP).

Para além das lesões vasculares, as lesões nervosas representam um risco significativo no agulhamento seco. Para evitar estas complicações, é vital que o fisioterapeuta tenha uma compreensão clara da anatomia e das vias nervosas periféricas. Algumas áreas de risco incluem músculos próximos de estruturas nervosas, como o piriforme e o iliopsoas. Uma das principais precauções é não inserir a agulha até à haste, uma vez que a parte mais próxima da pele é a mais frágil e pode causar complicações se se aproximar de um nervo. A inserção da agulha deve ser feita de forma lenta e cuidadosa, observando quaisquer sinais que o doente possa fornecer. Se o doente referir uma sensação eléctrica ou de picada, isso pode indicar que um nervo foi comprimido. Nesse caso, é crucial retirar a agulha e mudar a direção de inserção (9, 10, 11, 12, 13).

A utilização de ultra-sons pode ser particularmente benéfica na identificação das estruturas nervosas e na minimização do risco de punções acidentais. Embora as complicações graves da punção nervosa sejam raras, foram documentados casos de neuroparalisia e outras reacções adversas. Estudos demonstraram que, entre os doentes tratados, foram registadas reacções ligeiras, como formigueiro e parestesia. Felizmente, a maioria destes casos é controlável e os doentes tendem a recuperar sem complicações significativas. Para diminuir o risco de lesão nervosa, é fundamental que o fisioterapeuta tenha cautela, ajustando sua técnica de acordo com as sensações relatadas pelo paciente durante o procedimento (9, 10, 11, 12, 13).

1.3.6. Lesões nervosas em PS para o sistema nervoso central (SNC).

As lesões nervosas representam uma das complicações mais críticas na prática do agulhamento seco, especialmente quando se lida com áreas próximas do sistema nervoso central. A proteção da medula espinal é essencial, especialmente quando se trabalha com a musculatura paravertebral profunda ou com os músculos da coluna cervical. Para minimizar o risco de contacto com a medula espinal durante o agulhamento seco, devem ser seguidas várias recomendações (9, 10, 11, 12, 13):

- Comprimento da agulha: É importante utilizar agulhas de comprimento adequado. Recomenda-se a utilização de agulhas de 40 mm para as regiões cervical e torácica, e de 50 mm para as regiões lombar e sacral.
- Ângulo de inserção: Ao puncionar a musculatura paravertebral profunda, a agulha deve ser inserida entre 1 cm e 1,5 cm a partir da linha dos processos espinhosos, com uma inclinação craniocaudal de aproximadamente 10° a 15° ao longo da coluna vertebral. Isto evita que a agulha atravesse os espaços intervertebrais ou as articulações facetárias, reduzindo o risco de hematomas epidurais ou subdurais.
- Referência óssea: Deve procurar-se o contacto com a lâmina vertebral, que actua como uma barreira à frente do canal espinal. Isto ajuda a confirmar que os diferentes estratos dos músculos espinhosos transversos foram atravessados. Se a agulha for introduzida para além das distâncias esperadas do osso, a direção da punção deve ser ajustada.
- Precauções no triângulo suboccipital: Nesta zona, delimitada pelo músculo reto abdominal posterior maior e pelos músculos oblíquos superior e inferior, é fundamental ter um cuidado especial. Quando se trabalha nesta zona ou acima do nível de C2, a artéria vertebral fica exposta e desprotegida.
- Sensações do doente: Durante a inserção da agulha, é crucial uma entrada lenta. O doente deve ser informado de que deve comunicar uma sensação eléctrica, que pode indicar contacto com o nervo.

Embora as reacções adversas graves devidas ao contacto com o sistema nervoso central sejam raras, existem casos documentados. Um estudo de Ernst et al. registou seis acontecimentos adversos, incluindo (14, 15):

- Lesão da medula espinal cervical, resultando num défice permanente.
- Hemorragia subaracnóidea sem informações sobre o tratamento ou a recuperação.
- Hematoma epidural que recuperou completamente.

- Três casos relacionavam-se com fragmentos de agulha partidos, causando complicações que foram resolvidas cirurgicamente.
- Peuker et al. fizeram uma revisão da literatura e encontraram dez casos de lesões da medula espinal ou de raízes nervosas, bem como casos de aracnoidite e hemorragias subaracnoides durante sessões de acupunctura. Na sua revisão, não foram encontradas lesões da artéria vertebral.

As hipóteses de causar lesões no sistema nervoso central são remotas se forem seguidas as recomendações de segurança, incluindo a entrada lenta da agulha e a escolha correta do comprimento da agulha, mantendo os ângulos de inclinação sugeridos e evitando a punção acima de C2.

1.3.7. Lesões viscerais em PS.

A lesão visceral mais comum no agulhamento seco é o pneumotórax. Alguns músculos estão muito próximos das vísceras abdominais, o que pode levar a lesões não intencionais quando se tratam músculos como o psoas, o quadrado lombar ou a musculatura abdominal. Embora estes eventos sejam raros, alguns foram documentados (13, 14, 15):

- Um fragmento de agulha alojado no rim.
- Um hematoma retroperitoneal.
- Uma complicação renal após uma lesão da bexiga urinária.
- Um caso de pancreatite devido a punção direta.

Para além dos riscos associados ao pneumotórax, existe a possibilidade de lesões mais graves, como o tamponamento cardíaco. Este último envolve a acumulação de sangue ou líquido no espaço entre o miocárdio e o pericárdio, o que pode comprometer a função cardíaca e ser fatal se não forem tomadas medidas rapidamente. Em alguns casos, a agulha atravessou o esterno devido a uma malformação conhecida como forame esternal, presente em 5-8% da população.

Para evitar complicações viscerais, é essencial ter um bom conhecimento da anatomia da área e adotar medidas assépticas rigorosas. Embora existam poucos casos documentados de lesão visceral significativa, é essencial estar ciente do risco de infeção, que é a complicação mais comum neste contexto.

1.3.8. Infecções.

O risco de infeção no agulhamento seco é considerável, tanto para o doente como para o fisioterapeuta, no caso de uma punção acidental com uma agulha usada. Embora o risco de infeção seja geralmente baixo, é crucial seguir protocolos adequados para minimizar este risco.

Considerando o risco de infeção para o doente quando se introduz uma agulha no corpo, existe um risco inerente de infeção. Estima-se que cerca de 1.000 bactérias habitam cada centímetro quadrado de pele, com bactérias mais numerosas nos ductos e glândulas subjacentes. No entanto, estas bactérias têm pouco potencial para causar infecções, como ilustrado pelo trabalho de Dann (68), que não registou infecções após mais de 5.000 injecções sem preparação da pele. Wit et al (69). documentaram infecções locais em 0,014% de 230.000 pacientes estudados. Na revisão de Ernst et al. foram registadas 38 infecções graves, especialmente artrite séptica e abcessos do psoas, todos tratados com sucesso. Zhang et al (70). relataram casos de infecções bacterianas e virais, salientando que estas se devem geralmente a más práticas, como a utilização de agulhas reutilizadas e mal esterilizadas.

Para evitar infecções no fisioterapeuta devido a punções acidentais, estas devem ser consideradas (14, 15, 16):

- Manuseamento cuidadoso da agulha: Evitar reinserir a agulha no tubo guia de forma insegura e ter cuidado ao efetuar punções com pinças.
- Eliminação segura: Tenha cuidado ao eliminar as agulhas em contentores específicos para evitar picadas acidentais de agulhas.

Ao seguir estas diretrizes, o risco de complicações associadas ao agulhamento seco pode ser significativamente reduzido, tanto para o doente como para o fisioterapeuta.

Para minimizar o risco de infeção, devem ser tomadas as seguintes precauções (17, 18, 19):

- Lavagem das mãos: Antes de efetuar a punção, é fundamental lavar bem as mãos com água e sabão ou com uma solução hidroalcoólica, mesmo que esteja a usar luvas.
- Desinfeção do local: Embora não haja consenso sobre a sua eficácia, recomenda-se a limpeza do local da punção com álcool a 70º para reduzir o número de germes.

- Utilização de agulhas esterilizadas: As agulhas devem ser esterilizadas e destinadas a uma única utilização. Nunca devem ser reutilizadas para tratamentos diferentes, nem mesmo para o mesmo doente.
- Manuseamento cuidadoso da agulha: Manusear a agulha pela pega e evitar tocar na parte que vai entrar em contacto com o doente, a não ser que seja absolutamente necessário.
- Eliminação correta das agulhas: As agulhas devem ser colocadas num recipiente específico para material biocontaminado e substituídas quando o limite indicado for atingido.
- Utilização de luvas: Recomenda-se a utilização de luvas de látex ou nitrilo, uma vez que reduzem a possibilidade de contágio em caso de perfuração acidental.

1.3.9. Reacções vegetativas.

As reacções vegetativas são comuns após a punção e podem incluir síncope vasovagal, que é o efeito adverso mais comum. Ocorrem mais frequentemente quando o doente está numa posição vertical. Outros sintomas incluem tonturas, sudação, taquicardia e alterações da tensão arterial. A realização da punção em decúbito ventral é essencial para prevenir a síncope e minimizar o risco de lesões em caso de desmaio (18, 19).

1.3.10. Punção na gravidez.

Deve ter-se cuidado ao efetuar punções em mulheres grávidas, devido à possibilidade de aborto espontâneo e a percepções erradas da causalidade por parte da doente ou dos familiares. Recomenda-se evitar técnicas invasivas e optar por métodos menos agressivos, exceto se necessário. Não existem provas científicas que sustentem a existência de "pontos proibidos" na acupunctura que possam induzir um aborto espontâneo. No entanto, os riscos devem ser considerados (17, 18, 19).

1.3.11. Acidentes com agulhas em PS.

Na prática da BP, podem ocorrer vários acidentes com agulhas, sendo fundamental saber manuseá-los corretamente. Os acidentes mais comuns e as respectivas manobras de manuseamento são descritos de seguida (14, 15, 16, 17):

- Agulha dobrada: A agulha pode dobrar-se se o doente realizar uma contração muscular intensa enquanto a agulha é inserida. A agulha deve ser retirada até ao tecido subcutâneo. Verificar se a agulha está dobrada; em caso afirmativo, eliminá-la corretamente para evitar riscos de inserção indesejada ou de quebra.

- Agulha presa: A agulha pode ficar presa na pele ou no músculo. Para o conseguir, pedir ao doente para relaxar o mais possível, tentar extrair a agulha a cada 10-15 segundos, bater suavemente na pele à volta da agulha e raspar o cabo da agulha com a unha e tentar extraí-la lentamente. Se a agulha estiver demasiado fixa, tente beliscar a prega de pele onde a agulha está inserida, para a libertar um pouco mais e, em seguida, tente puxá-la. Se a agulha estiver presa devido a um espasmo muscular, podem ser inseridas duas agulhas pouco profundas de cada lado para ajudar a libertar o espasmo.
- Agulha romba: Eliminar imediatamente a agulha, uma vez que pode aumentar a dor durante o manuseamento.
- Agulha partida: Informar o doente de que deve manter a calma para evitar que a agulha penetre mais profundamente. Marcar um círculo à volta do local de inserção para referência. Se um pedaço de agulha estiver exposto, tentar removê-lo com uma pinça. Se não houver fragmentos expostos, aplicar pressão sobre a pele circundante para facilitar a remoção com uma pinça. Se não for possível remover a agulha no consultório, é necessário recorrer a cuidados médicos especializados para a sua remoção cirúrgica.
- Considerações importantes:
  - Qualidade da agulha: Utilizar sempre agulhas com a marca de qualidade da Comunidade Europeia.
  - Comprimento de inserção: Manter sempre uma margem de 0,5 cm a 1 cm da agulha fora da pele para facilitar a remoção em caso de emergência.

Estes acidentes podem ser graves, pelo que é essencial que os fisioterapeutas que praticam o agulhamento seco estejam bem informados e preparados para os tratar corretamente.

1.4. Contra-indicações em PS.

É essencial ter conhecimento das contra-indicações absolutas e relativas e das precauções especiais na prática da SP. Deve ser feita uma avaliação completa do paciente para detetar possíveis riscos e doenças que possam influenciar o tratamento. A PS deve ser evitada nas seguintes situações (20, 21, 22, 23):

- Contra-indicações absolutas:
    - Fobia de agulhas.
    - Recusa do doente devido a medo ou crença.
    - Incapacidade de dar o consentimento (problemas cognitivos, de comunicação ou relacionados com a idade).
    - Emergências médicas ou doenças agudas.
    - Zonas com linfedema, devido ao aumento do risco de infeção.
    - Outros motivos médicos para não recomendar a PS.
- Contra-indicações relativas

Uma vez excluídas as contra-indicações absolutas, o médico deve avaliar a adequação do tratamento, tendo em conta a história clínica e os potenciais benefícios versus riscos. As contra-indicações relativas incluem:

- Tendência para hemorragias: Os doentes com hemofilia, trombocitopenia ou em tratamento anticoagulante requerem uma atenção especial.
- Envolvimento do sistema imunitário: As pessoas com doenças imunossupressoras (VIH, cancro, etc.) ou em tratamento imunossupressor correm um risco acrescido de infeção.
- Doenças vasculares: podem predispor a hematomas, hemorragias e infecções.
- Diabetes: Afecta a capacidade de regeneração e a circulação, aumentando o risco de infecções e dificultando a cicatrização.
- Gravidez: Deve ter-se cuidado, especialmente no primeiro trimestre, devido a riscos potenciais.

- Outras precauções especiais:
    - Crianças: É necessário o consentimento dos pais ou do tutor, e a SP profunda deve ser evitada em crianças com menos de 13-15 anos de idade.
    - Doentes debilitados ou frágeis: podem não tolerar adequadamente o tratamento.
    - Epilepsia: Os doentes não devem ser deixados sem supervisão enquanto as agulhas estiverem colocadas.

- Estado psicológico: A ansiedade ou o stress podem interferir com a tolerância ao tratamento.
- Alergias: Especialmente aos metais das agulhas (níquel, crómio) ou ao látex das luvas.
- Utilização de medicamentos: Devem ser considerados os medicamentos que possam afetar o sistema imunitário, a coagulação ou a estabilidade emocional do doente.

Em caso de dúvida sobre a aptidão do doente, o tratamento deve ser reconsiderado ou rejeitado para evitar riscos.

1.5. Condições de segurança.

O agulhamento seco (SP) é um procedimento invasivo utilizado em fisioterapia e noutras disciplinas para tratar a dor e a disfunção muscular. No entanto, sendo um tratamento que envolve a inserção de agulhas nos tecidos, acarreta riscos diferentes dos associados às terapias não invasivas. Por conseguinte, esta secção centrar-se-á na segurança do agulhamento seco, abordando as considerações necessárias para garantir a saúde tanto dos doentes como dos profissionais de saúde envolvidos na sua aplicação. O SP pode ser dividido em duas categorias: agulhamento seco superficial (SDP) e agulhamento seco de pontos de gatilho (TPD). Cada uma destas técnicas tem as suas particularidades e riscos associados. É essencial que tanto os profissionais de saúde como os doentes compreendam a natureza destes riscos. De acordo com a Organização Mundial de Saúde (OMS), o bem-estar do doente é a prioridade máxima, mas é também crucial cuidar da saúde e da segurança dos profissionais e de outras pessoas que possam estar envolvidas no tratamento (24, 25, 26).

Os riscos associados à PSPG são significativos e podem incluir hematomas, pneumotórax, infeção, lesão dos tecidos internos e hemorragia. O termo "acontecimento adverso" (EA) é utilizado para descrever qualquer efeito negativo que possa resultar de um tratamento, independentemente da sua gravidade. A classificação dos EA pode variar de ligeiros, que são breves e reversíveis, a graves, que podem exigir hospitalização ou resultar em incapacidade significativa ou mesmo na morte do doente. Embora a literatura científica ainda não disponha de estudos exaustivos sobre os EA específicos dos PSPG, a experiência clínica sugere que os efeitos adversos graves são raros. No entanto, é essencial mais investigação para quantificar estes riscos e fornecer uma base sólida para o consentimento informado dos doentes (24, 25, 26).

Vários estudos investigaram a segurança da acupunctura e concluíram que, embora existam efeitos adversos, a incidência de eventos graves é baixa. Por exemplo, um estudo que analisou 32.000 tratamentos efectuados por fisioterapeutas e médicos britânicos concluiu que a maioria dos efeitos adversos eram de baixa gravidade e frequentemente reversíveis. Outros estudos mostraram uma frequência semelhante de efeitos adversos em grandes grupos de pacientes que receberam tratamento de acupunctura, sendo a hemorragia e a dor no local da punção os efeitos adversos mais comuns (24, 25, 26).

No entanto, é importante que os profissionais de saúde estejam conscientes dos potenciais riscos e efeitos adversos associados a qualquer técnica que utilizem, incluindo a PSPG. A formação contínua e a educação sobre anatomia e técnicas de agulhamento são cruciais para minimizar o risco de complicações. Os fisioterapeutas devem ser proactivos na identificação de potenciais efeitos adversos e na educação do doente sobre esses riscos. Isto inclui a importância do consentimento informado, em que os doentes devem ser informados não só sobre os benefícios do tratamento, mas também sobre os possíveis efeitos adversos (24, 25, 26).

1.5.1. Higiene das mãos.

O agulhamento a seco (D&C) é um procedimento invasivo que acarreta determinados riscos, incluindo o risco de infecções associadas aos cuidados de saúde. Os agentes causadores destas infecções são diversos e incluem bactérias como Staphylococcus e E. coli, vírus como os da hepatite B e C, o vírus da imunodeficiência humana (VIH), fungos como Candida albicans, protozoários como o toxoplasma e priões que podem causar doenças como a doença de Creutzfeldt-Jakob (27).

Para compreender melhor a transmissão das doenças infecciosas, é útil referir o conceito de cadeia de infeção, que é composto por seis elementos essenciais: um agente infecioso, um reservatório (a zona onde se encontra o agente), uma porta de saída (o meio pelo qual o agente deixa o infetado), um meio de transmissão, uma porta de entrada (a forma como o agente entra no novo hospedeiro) e, finalmente, um hospedeiro suscetível que pode ser infetado. Este modelo é fundamental para o desenvolvimento de estratégias de prevenção eficazes (27, 28).

As precauções padrão, desenvolvidas e publicadas pelos Centros de Controlo e Prevenção de Doenças, são um conjunto de orientações clínicas concebidas para prevenir a transmissão de agentes infecciosos. O seu principal objetivo é interromper a cadeia de infeção, centrando-se no modo de transmissão, na porta de entrada e no hospedeiro suscetível. Estas precauções exigem que os profissionais de saúde assumam que qualquer pessoa pode ser potencialmente infetada ou colonizada por microrganismos que podem ser transmitidos no contexto dos cuidados de saúde. Por conseguinte, devem aplicar uma série de práticas de trabalho para minimizar o risco de contaminação. Estas práticas incluem aspectos críticos como a higiene das mãos, a utilização de luvas, a preparação adequada da pele, o manuseamento seguro de agulhas e resíduos médicos e a prevenção de ferimentos com agulhas (28).

A higiene das mãos é considerada a intervenção mais importante para prevenir a transmissão de infecções. As recomendações relacionadas com a higiene das mãos foram classificadas em três categorias, de acordo com o nível de evidência que as suporta (29):

- A categoria I refere-se a provas sólidas apoiadas por estudos experimentais, clínicos ou epidemiológicos.
- A categoria II inclui resultados sugestivos de estudos clínicos ou epidemiológicos.
- A categoria III baseia-se em recomendações de prestadores de cuidados especializados com base na sua experiência.

Para uma higiene eficaz das mãos, é essencial que as unhas sejam curtas e estejam perfeitamente arranjadas. As unhas postiças, os extensores de unhas e a utilização de verniz ou esmalte devem ser evitados. Além disso, é aconselhável retirar todas as jóias ou bijutarias das mãos e dos pulsos, com exceção das alianças de casamento, e as mangas das camisas devem ser curtas ou enroladas. A descontaminação das mãos é efectuada de preferência com água e sabão adequados, embora se as mãos estiverem visivelmente limpas de contaminantes, possa ser utilizado um gel ou uma solução alcoólica adequada. A descontaminação das mãos é recomendada em várias situações específicas, como quando as mãos estão visivelmente sujas, antes e depois de cada contacto com o doente, no início e no fim de cada turno de trabalho, depois de retirar as luvas, ao sair de uma área contaminada, depois de utilizar equipamento ou materiais sujos, depois de realizar funções corporais pessoais e antes de manusear alimentos (28, 29).

A atenção à técnica de descontaminação das mãos é crucial, uma vez que, apesar da sua aparente simplicidade, os profissionais de saúde aplicam frequentemente técnicas incorrectas. A lavagem convencional das mãos com sabão pode remover a sujidade visível, mas é frequentemente menos eficaz na prevenção da atividade dos microrganismos. As soluções alcoólicas para lavagem das mãos, por outro lado, demonstraram ser mais eficazes a este respeito. Verificou-se que os sabões antimicrobianos são mais eficazes do que os sabões convencionais, conseguindo uma redução estatisticamente significativa da atividade microbiana. No entanto, a utilização de géis alcoólicos é superior aos sabões antimicrobianos ou sabões suaves sem álcool (30, 31).

As recomendações para a lavagem correta das mãos com sabão são as seguintes em primeiro lugar, molhar as mãos com água; em seguida, aplicar uma quantidade adequada de sabão, conforme indicado pelo fabricante; esfregar as mãos vigorosamente durante pelo menos 15 segundos, certificando-se de cobrir todas as superfícies das mãos e dos dedos; enxaguar as mãos com água; secar com uma toalha de papel descartável de boa qualidade; usar a toalha para fechar a torneira e descartá-la num balde com pedal; e evitar usar água quente, pois pode aumentar a secura da pele e contribuir para a dermatite (30, 31).

Em alternativa, as mãos podem ser descontaminadas com uma solução de álcool ou gel para as mãos, desde que estejam visivelmente limpas. No entanto, é importante notar que a matéria orgânica pode inativar estas soluções, pelo que, se as mãos estiverem sujas, devem ser lavadas primeiro. Recomenda-se que a solução alcoólica tenha uma concentração de aproximadamente 70% de isopropanol, etanol ou n-propanol, uma vez que concentrações mais elevadas podem aumentar o risco de secura e dermatite. Sugere-se que as mãos sejam lavadas com sabão após cada 5-10 aplicações de gel alcoólico para reconstituir os emolientes da pele (30, 31).

Dado que os profissionais de saúde podem efetuar até 30 lavagens das mãos num único turno de trabalho, existe um risco significativo de irritação da pele e dermatite. A dermatite irritativa é uma resposta inflamatória não imunológica da pele a um agente externo, que pode tornar a pele mais suscetível à colonização por microrganismos. Por conseguinte, a prevenção e o tratamento de todas as formas de dermatite são cruciais para a segurança dos doentes e dos profissionais de saúde. Para prevenir a dermatite ocupacional no contexto dos cuidados de saúde, recomenda-se que se sigam as instruções do fabricante sobre a utilização de produtos de higiene das mãos, que se escolham produtos com um baixo potencial irritante e que se utilizem emolientes sempre que possível. Também é importante prestar atenção ao feedback dos profissionais sobre os produtos que utilizam, bem como utilizar loções para as mãos adequadas para ajudar a manter a hidratação e restaurar os lípidos da pele (27, 28, 29).

1.5.2. Luvas.

A utilização de luvas é essencial no agulhamento seco, uma vez que evita o contacto com sangue e outros fluidos corporais, especialmente devido ao risco frequente de hemorragia. Embora alguns argumentem que as luvas podem afetar a sensibilidade ao toque, a sua utilização é obrigatória de acordo com os regulamentos, e devem ser descartáveis após cada utilização. Em caso de alergia ao látex, é preferível utilizar luvas de nitrilo. Além disso, após a remoção, as mãos devem ser lavadas para evitar o crescimento de bactérias. A desinfeção da pele do doente antes da punção não é geralmente necessária se esta estiver visivelmente limpa, de acordo com as recomendações da OMS. No entanto, em alguns países, é necessária a utilização de desinfectantes, como o álcool isopropílico, especialmente em áreas com maior risco de acumulação de humidade. Para os doentes imunocomprometidos, recomenda-se uma preparação mais rigorosa com soluções desinfectantes específicas, como o iodo a 2% em álcool. As agulhas e outros resíduos médicos devem ser eliminados de acordo com a regulamentação local, utilizando recipientes especiais para objectos cortantes. Estes devem estar facilmente acessíveis durante o procedimento, mas fora do alcance das crianças, e não devem ser enchidos acima da linha de segurança para evitar acidentes (30, 31, 32, 33).

As feridas por perfuração (LP) são um risco comum para os profissionais de saúde. Estes ferimentos podem transmitir agentes patogénicos perigosos, como o VIH e os vírus da hepatite B e C. Embora o risco seja menor com agulhas de filamento sólido, é crucial manter práticas corretas de higiene e de eliminação de resíduos. No caso de uma punção lombar, a ferida deve ser lavada imediatamente, o incidente deve ser comunicado e deve ser procurada assistência médica. Para prevenir estas lesões, os profissionais devem controlar cuidadosamente a utilização e eliminação das agulhas, evitar interrupções e trabalhar em condições óptimas. Além disso, devem ser vacinados contra a hepatite A e B. Não só os profissionais, mas também os doentes e as suas famílias estão em risco se as agulhas não forem corretamente eliminadas, pelo que é essencial manter um ambiente seguro (30, 31, 32, 33).

1.5.3. Segurança durante o procedimento.

O agulhamento a seco (PD) é um procedimento invasivo que pode estar associado a efeitos adversos. A educação dos doentes e uma boa comunicação com o médico são essenciais para uma prática segura e eficaz. A dor após o agulhamento a seco, conhecida como desconforto pós-tratamento (MTT), é comum e pode durar 1-4 dias. Este desconforto é mais comum com o agulhamento a seco de pontos de gatilho profundos (DTP) e menos provável com o agulhamento a seco superficial (SDT). Os doentes devem ser informados sobre estes possíveis desconfortos para evitar preocupações desnecessárias. É importante comunicar com o doente para ajustar o tratamento de acordo com a sua tolerância. Se o doente sentir uma dor persistente e aguda durante a inserção da agulha, esta deve ser removida e reposicionada numa área próxima. A dor aguda ou eléctrica pode indicar que a agulha tocou num nervo ou num vaso sanguíneo, caso em que deve ser retirada imediatamente e aplicada pressão para controlar uma possível hemorragia (26, 34).

O hematoma é um efeito adverso comum. Para reduzir a sua ocorrência, é essencial evitar a perfuração de vasos sanguíneos e aplicar pressão manual após a remoção da agulha. Em caso de hemorragia cutânea, deve fazer-se pressão e, se necessário, aplicar gelo. Podem ocorrer desmaios durante o tratamento devido a factores como a dor, o stress ou a fobia de agulhas. Para o evitar, o doente deve ser tratado numa posição deitada. Manter uma comunicação constante e evitar técnicas agressivas. Se o doente apresentar sinais de tonturas ou sudação, retirar a agulha e considerar a possibilidade de elevar as pernas (26, 34).

Embora o risco de infeção seja baixo, é importante seguir protocolos de higiene rigorosos. O local da punção deve ser inspeccionado antes e depois do tratamento para identificar possíveis sinais de infeção (dor, vermelhidão, febre, etc.). Nas punções junto ao tórax, existe um risco baixo, mas potencial, de pneumotórax. Em caso de suspeita, o doente deve ser levado ao serviço de urgência. Alguns doentes podem sentir cansaço ou sonolência após a PS. Devem ser aconselhados a não conduzir ou operar máquinas até que estes sintomas desapareçam (26, 34).

2. *TÉCNICAS DE AGULHAMENTO A SECO.*

2.1. *Classificação e modalidades de PS.*

O agulhamento seco (PD) é uma técnica utilizada para tratar os pontos-gatilho miofasciais (MTrPs) e tem diferentes modalidades. Estas podem ser classificadas de acordo com vários critérios, tais como a ferramenta utilizada, o tipo de estimulação, a profundidade da inserção da agulha, o modelo concetual em que a técnica se baseia ou o profissional que a executa. No entanto, o critério mais comummente utilizado é a profundidade da agulha em relação ao MMP. Existem duas grandes categorias: agulhamento seco superficial (SDT) e agulhamento seco profundo (DDP). Na PSS, a agulha não penetra no PGM, enquanto na PSP a agulha penetra no PGM. Em termos de modalidades, as mais conhecidas são:

Para a PSS é utilizada a técnica de Peter Baldry, na qual a agulha é inserida nos tecidos subcutâneos sem atingir o PGM. Esta técnica demonstrou ser eficaz na redução da dor e da hiperalgesia associadas aos PGM, mesmo nos músculos profundos. Caracteriza-se por deixar a agulha na pele durante 30 segundos e, se a dor persistir, o tempo de inserção pode ser prolongado ou pode ser aplicada estimulação adicional (4, 35, 36).

Outra técnica é a punção subcutânea de Fu, que requer agulhas específicas e tem por objetivo mobilizar a agulha no tecido subcutâneo a uma certa distância do MMP. Este movimento é repetido várias vezes e o cateter utilizado pode ser deixado no interior do corpo durante várias horas (35, 36, 37, 38, 39).

Na PSP, a técnica de Hong de entrada e saída rápidas, que procura provocar respostas locais de contração (REL) através da rápida inserção e retirada da agulha do MMP, é particularmente notável. A REL é um indicador da eficácia do tratamento, e o número de inserções depende da tolerância do paciente (35, 36, 37, 38, 39).

Outra técnica que pode ser encontrada é a estimulação intramuscular de Gunn. Esta abordagem diagnóstica e terapêutica centra-se no tratamento da dor crónica, sugerindo que os pontos de gatilho miofasciais (MTrPs) são o resultado de radiculopatias ou distúrbios do sistema nervoso. Utiliza agulhas de acupunctura inseridas e manipuladas com um injetor, fazendo entradas e saídas rápidas e torções em ambos os sentidos para provocar uma resposta de libertação de endorfina (REL) ou dor referida. Se a dor não desaparecer ou aumentar, recomenda-se a interrupção da técnica (35, 36, 37, 38, 39).

A técnica de entrada e saída rápida com rotação é a adaptação da técnica de inserção múltipla, concebida para facilitar a inserção da agulha sem a dobrar. A agulha é rodada aquando da inserção e da retirada e é descrita mais pormenorizadamente no capítulo correspondente (35, 36, 37, 38, 39).

A técnica de torção da agulha é uma proposta de alternativa menos agressiva para os doentes sensíveis. Baseia-se na manipulação da agulha por torção, uma prática clássica da medicina tradicional chinesa. A eficácia é avaliada através da dor REL ou referida, que indica a localização correta do PGM. Se o alívio não for alcançado, a direção da agulha pode ser alterada e o procedimento repetido (35, 36, 37, 38, 39).

Em comparação com as agulhas de acupunctura convencionais e os exercícios de auto-alongamento, a técnica de agulhamento profundo a seco com mini-agulhas de bisturi mostrou resultados significativamente superiores no tratamento da MGP. A agulha mini-scalpel, que é mais grossa e tem uma ponta afiada, é utilizada em casos que não respondem a outros tratamentos. No entanto, são necessárias mais evidências para justificar a sua utilização generalizada devido ao seu carácter mais agressivo (35, 36, 37, 38, 39).

No que diz respeito à eletropunctura seca, esta actua através de vários mecanismos que justificam a sua eficácia. Em primeiro lugar, postula-se que a corrente eléctrica tem a capacidade de provocar a destruição dos miócitos à volta da agulha, para além da lesão mecânica já provocada pela própria agulha. No entanto, é importante ressaltar que essa teoria ainda precisa ser validada por mais pesquisas para determinar a extensão dessa destruição e a dose necessária para que ela ocorra. Outro mecanismo interessante é a lavagem de substâncias sensibilizantes. Durante a aplicação da eletropunctura seca, são induzidas contracções musculares pequenas mas visíveis quando o limiar excitomotor é ligeiramente ultrapassado. Estas contracções podem facilitar um efeito de "lavagem" das substâncias sensibilizantes acumuladas na zona, semelhante ao que se observa nas técnicas de relaxamento (REL) utilizadas no agulhamento seco. Além disso, as contracções provocadas pela corrente eléctrica contribuem também para o alongamento local dos sarcómeros encurtados nos pontos-gatilho miofasciais (MTrP). Este alongamento ajuda a normalizar o comprimento do músculo, o que, por sua vez, melhora a função muscular. Em conjunto, estes mecanismos fazem da eletropunctura seca uma ferramenta promissora no tratamento das disfunções musculares (35, 36, 37, 38, 39).

2.2. Mecanismos e efeitos da SP.

2.2.1. Mecanismos de ação do PS.

O agulhamento seco superficial (PSS) e o agulhamento seco profundo (PED) são duas técnicas utilizadas no tratamento da dor miofascial e, embora ambas envolvam a inserção de uma agulha, os seus mecanismos de ação são diferentes. A PSS foca-se na estimulação da superfície dos tecidos sem atingir os pontos de gatilho miofasciais (MTrPs), o que significa que os seus efeitos não são justificados apenas por factores mecânicos. Em vez disso, procura-se compreender a sua eficácia através da neurofisiologia e dos mecanismos endógenos que modulam a dor (4).

Um dos mecanismos mais relevantes na ESP é a estimulação das fibras nervosas A-beta, que são activadas quando a agulha é inserida nos tecidos acima do PGM. Esta ação pode bloquear a transmissão de impulsos nociceptivos provenientes das fibras musculares do tipo IV, responsáveis pela dor miofascial. Esta ação pode ser direta, através de interneurónios inibitórios na medula espinal, ou indireta, através de sistemas descendentes que utilizam opióides, serotonina e noradrenalina para inibir a perceção da dor. Além disso, é ativado o controlo inibitório difuso da nocicepção, que também pode ser ativado por fibras C periféricas, contribuindo para a redução da dor (4).

A teoria do controlo da porta, proposta por Melzack e Wall, sugere que a estimulação das fibras nervosas A-beta de grande diâmetro fecha a "porta" de transmissão da dor para o sistema nervoso central. Embora tenha sido revista ao longo do tempo, a essência desta teoria persiste e é considerada fundamental para compreender como a ESP pode reduzir a perceção da dor. Por outro lado, a ação sobre o sistema nervoso autónomo é outro mecanismo em investigação. Verificou-se que este sistema pode modular a atividade dos PGMs, e estudos em animais sugerem que a estimulação simpática pode aumentar a libertação de acetilcolina, o que pode contribuir para a diminuição da tensão e melhoria da mobilidade dos músculos afectados (39).

No que diz respeito à PSP, esta técnica não só induz a PSS, como também visa os PGM, provocando respostas que se traduzem em mecanismos de ação adicionais. Um dos mecanismos propostos é o "washout" de substâncias sensibilizantes nos PGMs. Ao provocar uma resposta de libertação de endorfina (REL) através do agulhamento, tem sido demonstrado que diminui as concentrações de compostos como a bradicinina e a substância P, que são responsáveis pela sensibilização e perpetuação da dor. Este "washout" pode estar relacionado com um aumento do fluxo sanguíneo que facilita a eliminação destas substâncias e melhora a fisiologia da placa motora. Outro mecanismo da PSP é a elevação do pH na área do PGM, o que é fundamental, pois um pH ácido está associado à sensibilização da dor. Estudos demonstram que, após um desafio de REL, o pH dos PGM activos aumenta, aproximando-se dos níveis musculares normais, o que poderia ajudar a normalizar a função da placa motora (3, 39, 40).

Além disso, foi proposto que a estimulação do PGM pode interromper o "circuito PGM", restaurando o controlo do sistema nervoso central sobre a área afetada e contribuindo para a libertação de endorfinas. Também foi observado que a punção pode causar laceração mecânica de miócitos e placas motoras, o que pode levar à regeneração e reorganização funcional dos tecidos afectados (3, 39, 40).

O estiramento local das estruturas citoesqueléticas contraídas é outro mecanismo sugerido, em que a agulha provoca um estiramento que pode contribuir para a normalização do comprimento dos sarcómeros, melhorando a função muscular. Finalmente, os efeitos sobre o fluxo sanguíneo e a ação anti-inflamatória após a punção são mecanismos adicionais que realçam a complexidade da PSP. Foi observado que esta técnica pode melhorar a oxigenação e o fluxo sanguíneo nos músculos, o que é essencial para contrariar a hipoxia que caracteriza os PGM (3, 39, 40).

Em suma, a ESP e a PSP apresentam um conjunto de mecanismos de ação que ultrapassam os meramente mecânicos, envolvendo interações complexas entre os sistemas nervoso, vascular e imunitário, o que explica os seus efeitos analgésicos e terapêuticos no tratamento da dor miofascial. Estes resultados convidam a uma investigação mais aprofundada sobre a eficácia e os mecanismos subjacentes a estas técnicas, nomeadamente em termos da sua comparação com o placebo e da sua possível combinação com outras modalidades de tratamento.

2.2.2. Efeitos no tecido conjuntivo.

O agulhamento seco utiliza agulhas finas e filiformes para interagir com o tecido conjuntivo do corpo. A eficácia destas técnicas está relacionada com o pequeno diâmetro das agulhas (normalmente inferior a 300 mm), que permite uma interação específica com o tecido, criando o que se designa por "bola ou redemoinho" de colagénio à volta da agulha. Este fenómeno ocorre quando as agulhas são rodadas, fazendo com que os feixes de colagénio adiram e rodem com elas, o que aumenta a ligação mecânica entre a agulha e o tecido. O mecanismo de ação é realizado por (3, 39, 40, 41, 42):

- Rotação da agulha: Ao rodar a agulha, é gerado um estiramento específico do tecido conjuntivo, afectando principalmente as camadas subcutânea e intermuscular, com um impacto mínimo na pele.
- Estiramento sustentado: Quando a agulha é deixada no local após a rotação, a bola de colagénio não se desfaz imediatamente, permitindo que um estiramento localizado seja mantido durante vários minutos.
- Medição e quantificação: Foram desenvolvidas técnicas como o agulhamento robótico por acupunctura e a elastografia por ultra-sons para quantificar os emaranhados do tecido conjuntivo e as deslocações dos tecidos induzidas pela manipulação da agulha.

O tecido conjuntivo responde constantemente a forças mecânicas, e este tipo de estimulação pode induzir respostas viscoelásticas, dependendo da sua composição e organização. O estiramento sustentado do tecido para além da sua amplitude habitual pode levar a (43, 39, 40, 41, 42):

- Relaxamento viscoelástico: Inicialmente, a tensão no tecido é reduzida, seguida de uma reorganização molecular na matriz de colagénio que restabelece o equilíbrio da tensão.

- Alterações nos fibroblastos: Estas alterações na forma das células (achatamento e expansão) são respostas activas que podem resultar na remodelação do citoesqueleto e numa maior redução da tensão do tecido.

Embora existam provas abundantes que sugerem que a estimulação manual com agulhas influencia o sistema nervoso, ainda há poucos conhecimentos sobre a ligação mecânica entre a agulha e o sistema nervoso. A possibilidade de o enrolamento do colagénio ser um mecanismo importante para a transmissão de sinais mecânicos é apoiada por estudos em que a manipulação da agulha perde eficácia analgésica quando a ligação colagénio-tecido é interrompida. Alguns estudos sugerem uma correspondência entre os meridianos de acupunctura e o tecido conjuntivo, indicando que os pontos de acupunctura podem estar localizados em áreas de tecido conjuntivo mais denso ou mais profundo, o que poderia explicar diferenças na resistência à extração da agulha nesses pontos em comparação com os pontos de controlo (39, 40, 41, 42, 43).

2.2.3. Efeitos na fáscia muscular.

O termo "miofascial" foi cunhado por Janet Travell em relação aos pontos de gatilho (PG), que são áreas hipersensíveis nos músculos que podem gerar dor referida. No entanto, a literatura científica e os textos seminais de Travell e Simons sobre os PGs tendem a apresentar os músculos como estruturas isoladas e autónomas com origens e funções claramente definidas. Esta visão simplista não reflecte a complexidade da inter-relação entre os músculos e as estruturas fasciais que os rodeiam, uma relação que é crucial para compreender a etiologia da dor miofascial. A fáscia é classificada em dois tipos principais: fáscia superficial e fáscia profunda. A fáscia superficial é composta por tecido conjuntivo frouxo, que se encontra logo abaixo da pele e contém colagénio, elastina e tecido adiposo. Em contrapartida, a fáscia profunda é mais densa e envolve os músculos, os nervos, os vasos sanguíneos e os órgãos, não contendo tecido adiposo. A separação entre a fáscia profunda e os músculos é proporcionada por uma camada de tecido conjuntivo frouxo que contém hialuronano, um composto que facilita o deslizamento entre as camadas, essencial para permitir um movimento adequado e reduzir a fricção durante a contração muscular (39, 40, 41, 42, 43).

As camadas fasciais que envolvem o músculo são compostas pelo epimísio, perimísio e endomísio. O epimísio envolve os músculos específicos e liga-se diretamente ao perimísio, que agrupa os feixes de fibras musculares. O endomísio, por sua vez, envolve cada fibra muscular individualmente, desempenhando um papel vital na flexibilidade e na transmissão de força ao longo das miofibrilas. A tensão na fáscia profunda é mantida por numerosas inserções musculares, permitindo que os músculos distribuam algumas das suas forças contrácteis pelas estruturas fasciais. Esta interação não só aumenta a estabilidade da articulação, como também facilita o movimento coordenado entre diferentes grupos musculares (39, 40, 41, 42, 43).

Uma descoberta interessante é que, embora alguns músculos possam ter fortes ligações mecânicas com os seus músculos agonistas, a transmissão de força nem sempre é influenciada por alterações no comprimento destes músculos. Este facto sugere que os mecanismos utilizados para transmitir força podem variar entre diferentes músculos, complicando ainda mais a nossa compreensão da função muscular e fascial. No contexto do agulhamento seco, que envolve a inserção de uma agulha num PG, é fundamental considerar como este procedimento afecta não só os PGs, mas também as estruturas fasciais circundantes. O agulhamento seco assemelha-se a um tratamento por injeção e, uma vez que a agulha tem de atravessar a fáscia superficial e profunda para chegar ao PG, é essencial investigar a forma como estes tratamentos interagem com as estruturas fasciais. Langevin e colegas propuseram que a rotação de agulhas de filamento sólido pode causar estiramento interno nos tecidos. Sugeriram também que pode existir um acoplamento entre a agulha e os tecidos do corpo, possivelmente mediado pela tensão superficial e pela atração eléctrica, embora esta última possa ser relativamente fraca (42).

A dor miofascial está associada à presença de bandas apertadas, que são palpáveis perpendicularmente à direção das fibras musculares. Isto levanta a hipótese de que as restrições na fáscia, particularmente no perimísio, poderiam contribuir para a formação destas bandas apertadas. De facto, verificou-se que o perimísio responde a alterações na tensão mecânica mais do que outros tecidos conjuntivos intramusculares, indicando uma relação significativa entre a fáscia e a experiência da dor. Estudos recentes sugerem que as alterações na densidade do tecido conjuntivo laxo na fáscia profunda, bem como a hidrodinâmica do hialuronano, podem ser factores que contribuem para o desenvolvimento da dor miofascial (39, 40, 41, 42, 43).

Apesar da importância do tema, a investigação sobre o papel da fáscia nos PGs e na dor miofascial tem sido escassa. Muitas questões permanecem sem resposta, como por exemplo, quais os efeitos do agulhamento seco nas aderências fasciais, áreas de densificação, tecido cicatricial e desenvolvimento de força e flexibilidade. Há uma necessidade urgente de estudos que definam em pormenor as interações entre os PGs, os músculos e as fáscias para melhor compreender o seu papel na dor miofascial. Compreender a relação entre a fáscia e os pontos de gatilho é fundamental para desenvolver tratamentos mais eficazes. A interligação entre os músculos e a fáscia é complexa e deve ser integrada na prática clínica para tratar adequadamente a dor associada aos PGs. Ao reconhecerem o papel crucial das estruturas fasciais, os profissionais de saúde podem otimizar a sua abordagem terapêutica, melhorando potencialmente os resultados para os seus doentes (39, 40, 41, 42, 43).

2.3. Princípios e procedimentos de aplicação das boas práticas em PS.

2.3.1. Historial médico.

A história clínica é o primeiro passo essencial para garantir um tratamento eficaz. Neste processo, o fisioterapeuta deve efetuar uma recolha exaustiva de informações sobre o doente. Isto inclui a história clínica, documentando condições pré-existentes, intervenções cirúrgicas anteriores e qualquer tratamento de fisioterapia recebido anteriormente. Além disso, é essencial registar os sintomas actuais, detalhando a sua natureza, duração e localização. Deve também ser efectuada uma avaliação física completa, analisando a amplitude de movimentos, a força muscular e a identificação de pontos de gatilho. Esta informação permitirá ao fisioterapeuta decidir qual a melhor intervenção terapêutica a adotar (44, 45).

2.3.2. Informação e consentimento do doente.

Uma vez recolhida a história clínica, é fundamental informar o doente sobre o tratamento proposto. Este processo de informação deve incluir uma explicação clara da técnica de agulhamento seco: como é realizada e quais são os objectivos a atingir. Para além disso, o fisioterapeuta deve enumerar as vantagens do tratamento, como a redução da dor e a melhoria da mobilidade. No entanto, também é importante discutir as desvantagens e os riscos associados, como a dor pós-procedimento ou possíveis hematomas. Ao assegurar que o doente está bem informado, cria-se uma relação de confiança que facilitará o processo. Dada a natureza invasiva do agulhamento a seco, é essencial obter o consentimento do doente. Este consentimento deve ser informado, o que significa que o doente deve compreender plenamente o que o procedimento implica. Recomenda-se que, após a explicação da técnica e dos seus possíveis efeitos, o paciente assine um formulário de consentimento. Este documento não só garante que o paciente compreendeu o procedimento, como também protege tanto o paciente como o fisioterapeuta em caso de eventualidade (46, 47).

Temos de reconhecer que recebi informações verbais claras e compreensíveis sobre o procedimento a efetuar em mim e que li este documento. Todas as minhas perguntas foram respondidas e compreendo todas as informações fornecidas. Por conseguinte, dou o meu consentimento voluntário para que o fisioterapeuta especializado em agulhamento seco efectue esta técnica em mim. Compreendo também que posso retirar o meu consentimento em qualquer altura sem qualquer explicação. A pedido, ser-me-á facultada uma cópia deste documento (48, 49).

2.3.3. Higiene.

A higiene é um aspeto crítico da prática da fisioterapia, especialmente em procedimentos invasivos. Antes de iniciar a punção, o fisioterapeuta deve cumprir todas as normas de higiene estabelecidas. Isto inclui a lavagem cuidadosa das mãos e, em muitos casos, a utilização de luvas descartáveis para criar uma barreira contra qualquer possível contaminação. A pele do doente na zona a tratar deve também ser desinfectada, utilizando um antissético adequado. A aplicação correta destas regras garante a segurança do doente e reduz o risco de infeção (50, 51).

2.3.4. Posicionamento do doente.

O posicionamento correto do doente é outro aspeto vital para um procedimento seguro. O fisioterapeuta deve certificar-se de que o doente está numa posição deitada confortável que permita um acesso fácil à zona a tratar. Esta posição não só beneficia o conforto do doente, como também permite ao fisioterapeuta trabalhar com mais facilidade e segurança. Para além disso, a utilização de almofadas ou suportes pode ajudar a garantir que o doente está o mais confortável possível durante o tratamento (52, 53).

2.3.5. Diagnóstico, localização e fixação segura do PGM.

Antes de proceder à punção, é imperativo confirmar o diagnóstico e a localização do ponto de gatilho muscular (MTP). Sem esta etapa, a punção pode tornar-se um procedimento arbitrário com resultados imprevisíveis. O fisioterapeuta deve certificar-se de que o MTrP está corretamente identificado e fixado numa posição que permita o acesso durante a punção. Este passo é crucial, uma vez que garante que o tratamento é direcionado e eficaz (54, 55).

2.3.6. Execução.

Quando chega o momento de efetuar a punção, esta deve ser feita da forma mais competente possível. A inserção da agulha deve ser efectuada de forma controlada, evitando profundidades desnecessárias para minimizar os riscos. Durante todo o processo, é essencial manter uma comunicação constante com o doente, perguntando-lhe sobre o seu conforto e quaisquer sintomas que possa estar a sentir. Isto não só garante que o doente se sente seguro, como também permite ao fisioterapeuta ajustar a sua técnica conforme necessário (54, 55).

2.3.7. Cuidados pós-PS.

Por último, uma vez efectuada a punção, devem ser tomadas algumas precauções para garantir o bem-estar do doente. É essencial aplicar técnicas de hemostase para estancar qualquer hemorragia no local da punção. Além disso, devem ser dadas instruções claras ao doente sobre os cuidados a ter com a zona tratada e as actividades a evitar após o procedimento. O acompanhamento adequado é igualmente importante; a marcação de uma consulta subsequente permite avaliar a eficácia do tratamento e abordar quaisquer efeitos secundários que possam ter surgido (54, 55, 56, 57).

2.4. Lesões causadas por PS.

O agulhamento seco (DP) é uma técnica utilizada para tratar a síndrome da dor miofascial e baseia-se na libertação anormalmente elevada de acetilcolina, que gera contracções musculares localizadas. Estas contracções, situadas imediatamente abaixo ou a alguns microns da zona sináptica, são conhecidas como "sítios activos" nos estudos funcionais e "nós de contração" na análise histológica. A acumulação destes locais activos forma um ponto de gatilho miofascial (MTrP), que pode ser detectado por palpação. A PS tem como objetivo eliminar estes MTrP para aliviar os sintomas de dor, mas a sua aplicação pode também causar danos nas fibras musculares e nervosas. As agulhas utilizadas na PS têm um diâmetro que varia entre 0,16 mm e 0,45 mm, consideravelmente maior do que o dos miócitos, que em média é de 40 µm. A inserção da agulha provoca lesão focal nos miócitos, classificada como laceração. Até à data, não existem estudos sobre a evolução celular da lesão por PS em músculos PGM, pelo que os dados disponíveis provêm de experiências em músculos de roedores saudáveis, especificamente o músculo levator atri longus, sujeito a múltiplas punções (57, 58, 59).

A lesão muscular provocada pela PS caracteriza-se por um dano mecânico localizado, que se inicia com uma fase de degeneração desencadeada pela resposta inflamatória. Esta fase de limpeza remove os detritos celulares, que são depois substituídos pela regeneração muscular. Estes processos de degeneração, regeneração e reparação ocorrem em simultâneo, embora sejam descritos separadamente no texto. A rutura da membrana da fibra muscular permite a entrada de água na célula, o que provoca a libertação de produtos celulares para o meio extracelular. A PS também afecta os vasos sanguíneos, provocando o extravasamento de sangue para a zona lesionada. As substâncias intracelulares activam os mastócitos no tecido muscular, que libertam quimiocinas para a corrente sanguínea, atraindo as células inflamatórias. Inicialmente, os neutrófilos são as células predominantes, seguidos dos monócitos que se transformam em macrófagos, responsáveis pela fagocitose dos detritos celulares. Este processo é específico, pois atinge apenas os detritos necróticos e preserva a lâmina basal, que serve de suporte para as células satélites viáveis na formação de novas miofibras (57, 58, 59).

A acumulação de água na zona lesionada provoca a inflamação das cisternas do sistema sarcoplasmático, que armazenam o cálcio para a contração muscular. A sobre-hidratação destas cisternas provoca a sua rutura, libertando cálcio que ativa contracções localizadas na zona da lesão e actua também sobre as proteases dependentes do cálcio (CANP), que degradam o aparelho contrátil. Com o passar do tempo, a regeneração muscular torna-se mais evidente, limitada à zona lesionada pela formação de uma banda de contração que actua como "firewall". Esta banda impede a propagação dos danos ao longo do miócito, assegurando que a maior parte da fibra muscular permanece intacta (57, 58, 59).

O processo de regeneração muscular baseia-se na ativação das células satélites, que são células estaminais musculares localizadas sob a lâmina basal dos miócitos. Estas células são activadas após a lesão, transformando-se em mioblastos, que se multiplicam e enriquecem a sua membrana com canais de cálcio. Os mioblastos fundem-se então para formar os miotubos, montando o novo aparelho contrátil com as extremidades sobreviventes do miócito lesado. Este processo pode demorar cerca de 7 dias em lesões menores, como as causadas por PS, período durante o qual as fibras musculares regeneradas tendem a ser atróficas, sendo designadas por fibras musculares jovens ou imaturas. Com a retoma da atividade contrátil normal, estas fibras adquirem o trofismo adequado. À medida que a regeneração muscular prossegue, os fibroblastos sintetizam proteínas e proteoglicanos para restaurar a matriz extracelular essencial para a integridade do tecido conjuntivo. Os fibroblastos, que são células residentes no endomísio, são activados tanto por agressões mecânicas como por substâncias intracelulares libertadas. Inicialmente, produzem colagénio de tipo III, seguido do colagénio de tipo I, que é difícil de remover e só se decompõe em pequenos fragmentos. A contração muscular facilita esta remoção e, a partir do sétimo dia após a punção, o colagénio é segmentado e fagocitado pelas células inflamatórias. Com o tempo, o excesso de colagénio é removido, restabelecendo as condições pré-lesão (57, 58, 59).

A PS pode causar lesão axonal, resultando em degeneração do segmento distal e perda de função devido à ativação de calpaínas axonais, que degradam os neurofilamentos. A reação inflamatória, mediada por macrófagos, facilita a fagocitose dos detritos axonais. Após a fagocitose do segmento distal, inicia-se o processo de reinervação, em que factores intracelulares e mitogénios promovem o crescimento axonal para se reconectar com o componente pós-sináptico. A taxa de reinervação é de 1-3 mm/dia, crucial para restaurar a função neuromuscular. No entanto, podem ocorrer complicações, como ligações aberrantes, e o sucesso depende da saúde do microambiente e da gestão da inflamação (57, 58, 59).

O agulhamento seco provoca uma lesão axonal limpa, o que favorece a reinervação rápida devido à proximidade entre o local da lesão e o miócito. A rapidez da reinervação está ligada ao transporte axoplasmático e à preservação da via glial, o que facilita o avanço do cone de crescimento axonal. A idade do doente é também um fator importante, uma vez que a regeneração tende a ser prejudicada nas pessoas mais velhas. Embora a PS evite normalmente danos no local ativo do nervo, pode afetar as fibras musculares fora da área sináptica. Estudos efectuados no músculo levator auris longus de ratos mostraram que, após múltiplas punções, a resposta inflamatória intensifica-se nas primeiras 24 horas, com regeneração muscular quase completa no prazo de 7 dias. A lesão dos nervos intramusculares leva a uma rápida desnervação do componente pós-sináptico, seguida de reinervação em três dias. Em geral, as punções repetitivas não afectam negativamente os processos de regeneração e reinervação muscular (57, 58, 59).

3. PS DE PONTOS-GATILHO NÃO MIOFASCIAIS (NMTP).

O agulhamento seco (PD) refere-se à inserção de uma agulha através da pele sem a introdução de fármacos, em contraste com a infiltração que envolve a utilização de fármacos. Este capítulo centra-se no SP de pontos-gatilho não miofasciais (NMTPs), enquanto os pontos-gatilho miofasciais (MTrPs) são tratados noutros capítulos do livro. É apresentada uma classificação das diferentes técnicas de BP, seguida de uma definição de MTrPs e das técnicas de tratamento mais comuns (60, 61).

Teoricamente, qualquer ponto que seja doloroso ao toque e não seja um PGM é classificado como um PGNM. Isto inclui (60, 61):

- Pontos-gatilho de inserção nos locais de fixação dos tendões.
- Pontos dolorosos nas bainhas, bursas, fáscias e ligamentos.
- Áreas de lesão devido a traumatismo.
- Pontadas nos tecidos subcutâneos.

Os PGNM podem ser desencadeados por respostas locais de espasmo devido à estimulação de um PGM ativo. Hong define os PGNMs como um conjunto de focos de sensibilização, com nociceptores sensibilizados devido à sensibilização central ou periférica. A PS nestes focos pode produzir analgesia por hiperestimulação e aliviar a dor, por vezes utilizando pontos de acupunctura que não são dolorosos (62, 63).

No que diz respeito ao tratamento, a acupunctura tradicional chinesa é uma das primeiras técnicas aplicadas para tratar a PGNM, uma vez que muitos pontos de acupunctura são pontos Ah-Shi, que estão localizados em tecidos não musculares. Ao aplicar a acupunctura, a agulha pode ser rodada ou pode ser aplicada estimulação eléctrica para aumentar a eficácia. Outras técnicas no tratamento de PGNM incluem (62, 63):

- PS com múltiplas inserções rápidas: Originalmente utilizada por Travell para infiltrar os PGM, esta técnica envolve múltiplas inserções rápidas de agulha para localizar e dessensibilizar os nociceptores. O objetivo é estimular um maior número de nociceptores sensibilizados através de movimentos rápidos, evitando danos nos tecidos e proporcionando um alívio imediato da dor.

- PS para libertação de tecidos moles: Esta técnica centra-se na manipulação de tecidos moles para libertar tensão e dor.
- PS com electroestimulação: Combina PS com estimulação eléctrica para aumentar o efeito analgésico.
- PS superficial: Aplica PS na superfície da pele, semelhante à acupunctura, embora normalmente não proporcione um alívio imediato e completo da dor.
- O PGNM PS, especialmente através da técnica de inserção rápida múltipla, centra-se no alívio da dor através do tratamento da fonte subjacente da dor, em vez de se concentrar apenas no PGM.

3.1. Mecanismos de SP no PGNM.

O agulhamento seco (DP) é uma técnica terapêutica que utiliza agulhas para tratar pontos de gatilho, com o objetivo de aliviar a dor. Foram propostos vários mecanismos para explicar como o SP pode alcançar este alívio (62, 63):

- Sistema inibitório da dor a jusante: Este sistema é um mecanismo intrínseco do corpo que controla a dor. Sugere-se que tanto a analgesia por hiperestimulação como a perturbação do "circuito PGM" actuam através deste sistema. De acordo com Melzack, a analgesia por hiperestimulação é o principal mecanismo terapêutico da acupunctura para o alívio da dor. Durante a PS, são geradas respostas locais de contração (REL), que são essenciais para o alívio imediato e completo da dor (39).
- Interrupção do círculo vicioso: Hong propõe que o principal mecanismo da PS é a interrupção do círculo vicioso do circuito PGM, que também pode incluir a ligação dos PGNMs aos circuitos de pontos de ativação na medula espinal.
- Estimulação dos nociceptores: Quando a PS é efectuada, os impulsos nervosos são enviados para as células do corno dorsal da medula espinal, o que pode quebrar o círculo vicioso do circuito PGM. A estimulação vigorosa dos locais sensíveis (nociceptores sensibilizados) é fundamental para conseguir um alívio ótimo da dor.

3.2. Aplicação da técnica PS para PGNM.

Devem ser tidas em conta as seguintes considerações práticas (64, 65):

- Tipo de agulhas: Recomenda-se a utilização de agulhas hipodérmicas com os seguintes tamanhos:
    - 0,50 mm x 40 mm para utilização normal.
    - 0,60 mm x 70 mm para tecidos espessos ou profundos.
    - 0,40 mm x 30 mm para tecidos finos e superficiais.
    - Também podem ser utilizadas agulhas de acupunctura, embora sejam mais difíceis de manusear e exijam prática. As agulhas devem ter uma espessura superior a 0,30 mm.
- Técnica de inserção: Antes de efetuar a punção, é essencial garantir que foram exploradas outras terapias não invasivas e que foram removidas quaisquer lesões patológicas responsáveis pela dor. Durante a punção, a agulha é direcionada para a região mais sensível, movendo-se rapidamente para dentro e para fora. Deve ser evitado qualquer movimento lateral, assegurando que a ponta da agulha entra em contacto com o maior número possível de nociceptores sensibilizados. A velocidade de inserção da agulha deve ser de aproximadamente 20-30 mm/s.
- Pós-procedimento: Após a punção, deve ser aplicada compressão no local da penetração para evitar hemorragias excessivas e reduzir a dor pós-punção.

3.3. Tipos de técnicas de PS na PGNM.

Em termos de tipos de técnicas, podemos encontrar (64, 65):

- Técnica de entrada e saída rápidas com rotação: Chou et al. desenvolveram uma técnica recente conhecida como "entrada e saída rápidas com rotação" utilizando agulhas de acupunctura. Dado que as agulhas de acupunctura são flexíveis e o seu pequeno calibre dificulta o movimento rápido, Chou incorporou a rotação da agulha (enrolamento) para facilitar o movimento de entrada e saída, evitando que esta se dobre durante o procedimento. Esta técnica é especialmente útil em pessoas com fibromialgia, uma vez que o pequeno diâmetro da agulha minimiza a irritação dos tecidos, reduzindo a dor e o desconforto pós-punção, que muitas vezes se prolonga por vários dias nestes doentes. Para o procedimento, a técnica é efectuada com agulhas de acupunctura. A entrada e a saída rápidas são efectuadas com rotação simultânea da agulha para evitar a flexão.

- PS para libertação de tecidos moles: Para tratar problemas músculo-esqueléticos crónicos que não respondem à fisioterapia ou à infiltração, é muitas vezes necessária uma intervenção cirúrgica ou técnicas minimamente invasivas. Entre estas técnicas encontra-se o agulhamento seco para a libertação de tecidos moles. A técnica de Lin desenvolveu uma técnica menos invasiva para libertar os tecidos moles aderentes, utilizando uma cânula romba para injetar simultaneamente ácido hialurónico e anestésico local. Em alternativa, pode ser utilizada uma agulha seca normal, se aplicada lentamente. Relativamente ao procedimento, a agulha penetra na pele e avança lentamente para a região dolorosa. Além disso, é efectuado um movimento lateral para libertar as aderências dos tecidos moles. A presença de dor ou de resistência ao movimento da agulha indica a localização das aderências. Quando a resistência diminui, a agulha é retirada para a camada subcutânea e redireccionada para penetrar em diferentes trajectórias para libertar extensivamente os tecidos aderentes. Esta técnica é eficaz para libertar aderências tendinosas, muitas vezes relacionadas com pontos de gatilho miofasciais de inserção (MTrPs). As aderências mais comuns que podem ser tratadas incluem os tendões da coifa dos rotadores, os tendões do bíceps braquial, os músculos extensores e flexores do antebraço no cotovelo, e o tendão do quadríceps e o ligamento patelar.

As técnicas de agulhamento a seco com entrada e saída rápidas com rotação e o agulhamento a seco para libertação de tecidos moles são abordagens eficazes para tratar pontos de gatilho não miofasciais (NMTPs). Estas técnicas podem desencadear analgesia por hiperestimulação e, quando executadas corretamente, podem aliviar a dor e libertar aderências em tecidos como os tendões, os ligamentos e a fáscia.

4. *CLASSIFICAÇÃO E PS NO PGM DAS DIFERENTES MUSCULATURAS.*

4.1. Musculatura da cabeça.

4.1.1. Masseter.

- Sintomas e dor referida: O músculo masseter é multipenniforme, o que significa que as suas placas motoras estão distribuídas por todo o músculo, tanto centralmente como nas inserções craniais e caudais. Os PGMs podem ser encontrados em diferentes áreas, o que influencia os padrões de dor referida (67, 68):
  - Divisão da superfície:
    - Zona superior: A dor projecta-se para a região maxilar, sobrancelha, mandíbula, mucosa oral posterior e molares superiores e inferiores.
    - Zona média: projecta a dor para a região bucal e oral, incluindo a comissura labial e os pré-molares e caninos superiores e inferiores.
    - Zona inferior: A dor pode irradiar para a zona submandibular e para o ângulo posterior e inferior do maxilar.
  - Divisão profunda: Os PGM nesta zona podem causar otalgia referida (dor de ouvido não associada a patologia otológica) e afetar a ATM (articulação temporomandibular), podendo mesmo causar zumbido de origem miofascial. Pode ainda irradiar a dor para o fascículo anterior do músculo temporal ou para a região auricular. Os doentes com PGM do masséter têm frequentemente dor funcional, particularmente ao mastigar alimentos duros, juntamente com fadiga ao mastigar e mesmo ao falar. Outros sintomas incluem:
    - Limitação da abertura da boca, especialmente se os PGMs forem bilaterais.
    - Deflexão mandibular em casos unilaterais.
    - Sintomas menos frequentes como sensação de ouvido tapado, zumbidos e otalgia.
- Mecanismos de ativação: Os mecanismos de ativação dos PGMs no masseter podem ser diretos ou indirectos (67, 68):
  - Mecanismos diretos:
    - Mastigação unilateral habitual.
    - Bruxismo (ranger de dentes, tanto de dia como de noite).

    - Hábitos parafuncionais, como morder inconscientemente objectos ou unhas.
    - Intervenções dentárias prolongadas.
    - Sobrecarga ao mastigar alimentos duros, como nozes.
    - Stress psicológico.
- Mecanismos indirectos:
    - Cefaleias primárias e secundárias.
    - Afecções degenerativas da ATM (artrite, artrose).
    - Neuropatias do trigémeo (nevralgia do trigémeo, odontalgia atípica).
    - Patologias dentárias e gengivais.
    - Disfunção do complexo côndilo-disco.
    - Afecções músculo-esqueléticas cervicais.
    - Ativação dos PGM noutros músculos, como o esternocleidomastóideo (ECM), o trapézio superior, o suboccipital, o bucinador, o pterigoide e o temporal.

- Agulhamento seco: A punção é efectuada com o paciente em decúbito lateral ou supino, com a cabeça virada contralateralmente. O terapeuta palpa o músculo e faz uma punção perpendicular com a agulha (0,16 mm x 25 mm), procurando o contacto com o osso para explorar completamente o músculo. Em pacientes com hipertrofia do masseter, pode ser necessária uma agulha de 0,25 mm x 40 mm (67, 68).

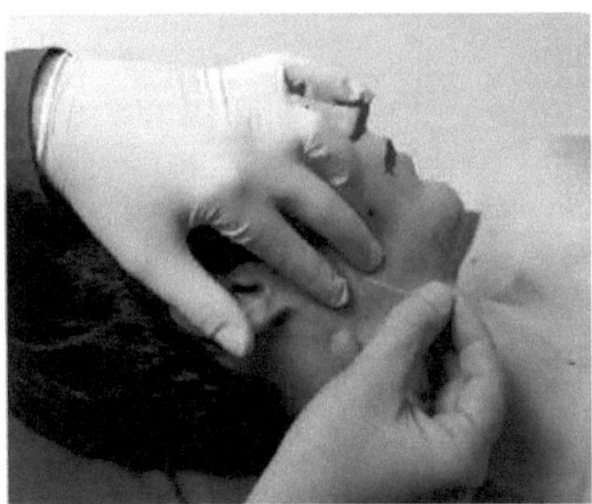

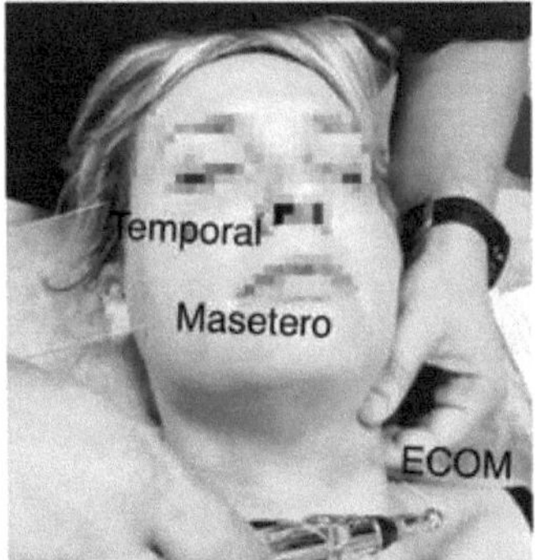

Figura 1. PS em PGM para Masseter (66).

- Perigos e precauções: O feixe neurovascular do masseter situa-se anteriormente à ATM e posteriormente ao tendão do temporal, pelo que devem ser tomadas precauções para evitar uma punção acidental. Os nervos faciais (temporofacial e cervicofacial) estão situados perto do fascículo superficial do masseter. Em caso de contacto com um nervo, o doente pode sentir uma sensação eléctrica superficial na face. Se isto ocorrer, a agulha deve ser retirada e a inserção deve ser reiniciada noutro ponto próximo (67, 68).

4.1.2. Temporário.

- Pontos-gatilho e dor referida: Os pontos-gatilho miofasciais (MTrPs) no músculo temporal são facilmente palpáveis. O padrão de dor referida mais comum descrito por Simons et al. abrange a região temporal, o rebordo supraorbital (incluindo a sobrancelha), a parte posterior do olho, a articulação temporomandibular (ATM) e todos os dentes maxilares, dos molares aos incisivos. Os autores do capítulo também mencionam uma variante de dor referida na porção posterior do músculo, que inclui dor atrás da orelha e na região da mastoide, sem sensação de otalgia. Embora os PGMs no músculo temporal não costumem causar limitação significativa da abertura bucal, é comum que afetem o movimento de protrusão mandibular. A dor pode estar presente em repouso e aumentar durante a mastigação, especialmente ao ingerir alimentos duros (69, 70).
- Sintomas clínicos: dor na região temporal, odontalgia não relacionada com problemas dentários, restrição do movimento de protrusão mandibular, exacerbação da dor durante a mastigação no lado afetado, dor em repouso (69, 70).
- Mecanismos de ativação: Os PGMs do músculo temporal podem ser activados por factores diretos como o bruxismo (diurno ou noturno) e as sobrecargas musculares provocadas por hábitos mastigatórios disfuncionais, nomeadamente a mastigação unilateral. Os mecanismos indirectos incluem distúrbios degenerativos ou inflamatórios da ATM, luxações do disco articular, dores neuropáticas (como a nevralgia do nervo auriculotemporal), traumatismos maxilares, perturbações posturais craniocervicais, problemas cervicais superiores e algumas cefaleias primárias e secundárias. Além disso, os PGMs do músculo temporal podem ser activados como satélites de pontos de gatilho noutros músculos relacionados, tais como as fibras do trapézio superior, esternocleidomastóideo (SCM), grupo suboccipital, masseter e pterigóides medial e lateral (69, 70).

- Agulhamento seco: Para tratar os PGM, o doente deve estar numa posição lateral ou supina, com a cabeça e o pescoço numa posição neutra e relaxada. As bandas apertadas no músculo temporal geralmente não são facilmente palpáveis. É importante evitar a punção de vasos sanguíneos, especialmente a artéria temporal superficial na porção anterior do músculo. A agulha (0,25 mm x 13 mm) é inserida perpendicularmente até entrar em contacto com o osso, mas muito superficialmente (69, 70).

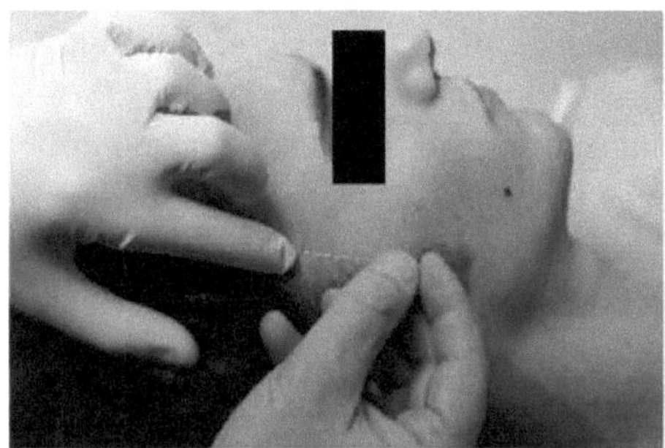

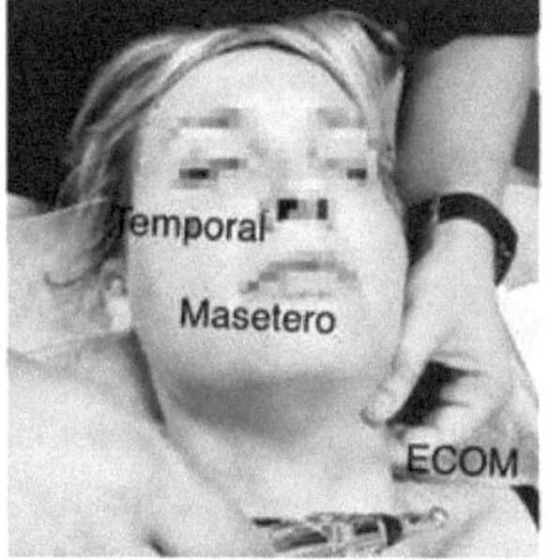

Figura 2. PS para PGM em temporário (66).

- Precauções: Devido à rica inervação da pele, da fáscia e do músculo temporal, e à presença superficial do nervo auriculotemporal, devem ser tomados cuidados especiais para evitar o contacto com estes nervos durante o procedimento. Além disso, deve ser assegurada uma assepsia adequada na área do couro cabeludo devido à sua dificuldade de desinfeção adequada (69, 70).

4.1.3. Pterigoide medial.

- Pontos de gatilho e dor referida: O músculo pterigóideo medial não é fácil de palpar, exceto na sua inserção perto do ângulo da mandíbula. Embora os pontos-gatilho miofasciais (MTrPs) deste músculo possam ser acedidos por palpação intra-oral, esta pode causar náuseas em alguns doentes, dificultando a exploração. O padrão de dor referida mais comum, de acordo com Simons et al. inclui dor na parte de trás da boca, faringe, ATM (particularmente no pólo posterior) e dor de ouvido superficial e profunda (71, 72).
- Sintomas: Os doentes com PGM do pterigoide medial apresentam frequentemente uma limitação ligeira da abertura da mandíbula, acompanhada de um desvio contralateral nos últimos graus de

abertura. Podem também sentir dor ao mastigar bilateralmente ou ao apertar os dentes na posição intercuspídea. Para além disso, é comum encontrar dor e restrição lateral para o lado oposto quando o doente tenta mover a mandíbula lateralmente. Outros sintomas incluem cansaço ao mastigar, disfagia ligeira (dificuldade em engolir) e dor ligeira ao engolir. Nalguns casos, os PGMs podem levar a uma sensação de ouvido tapado (baro-hipoacusia) (71, 72).

- Mecanismos de ativação: Os factores diretos que podem ativar os PGMs do pterigoide medial são os traumatismos cirúrgicos, especialmente após a extração do dente do siso, as intervenções dentárias prolongadas que exijam a manutenção da boca aberta e os hábitos parafuncionais como o bruxismo. Além disso, a sobrecarga muscular causada por hábitos mastigatórios inadequados é também um fator desencadeante. Mecanismos indiretos incluem distúrbios degenerativos da ATM, problemas na musculatura supra-hióidea e infra-hióidea, patologias dentárias e mucogengivais e traumas craniofaciais, como os decorrentes de cirurgias ortognáticas. Este músculo também pode ativar PGMs noutros músculos relacionados, como o masseter, o pterigóideo lateral e o temporal (71, 72).
- Punção seca: A punção seca do músculo pterigóideo medial pode ser realizada por via extra-oral ou intra-oral, sendo a primeira a mais recomendada. Durante o procedimento, o paciente deve manter a mandíbula aberta numa posição submáxima, utilizando um dispositivo que facilite essa posição, como um sinal de abertura bucal. Um sistema de comunicação não-verbal entre o paciente e o terapeuta deve ser estabelecido para que o paciente possa expressar qualquer desconforto. Para a punção, localizam-se pontos anatómicos como o arco zigomático, o côndilo mandibular, o processo coronoide e a incisura mandibular e introduz-se uma agulha (0,30 mm x 75 mm) junto ao bordo da incisura, obliquamente para baixo e medialmente (71, 72).

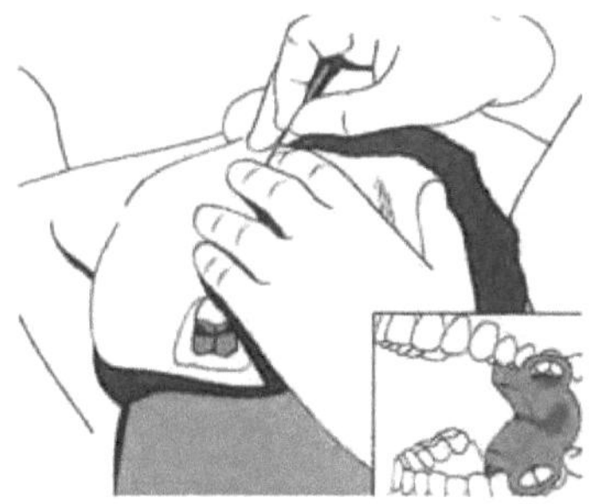 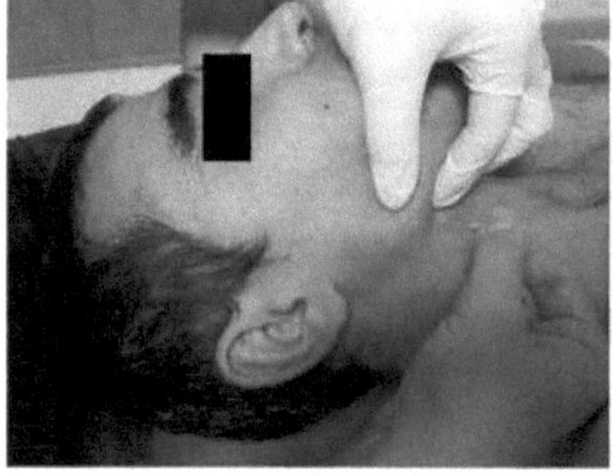

Figura 3. PS para PGM no pterigoide medial (40, 66).

- Precauções: O risco de ferir estruturas nervosas próximas, como o nervo lingual ou ramos do nervo mandibular, é considerável, pelo que devem ser tomadas precauções adequadas. Existe também o risco de perfuração de vasos, como a artéria pterigoide ou o plexo. É importante seguir as normas de segurança e assepsia para evitar complicações (71, 72).

4.1.4. Pterigoide lateral.

- Pontos-gatilho e dor referida do músculo pterigóideo lateral: Os pontos-gatilho miofasciais (PTM) do músculo pterigóideo lateral são de difícil acesso devido à sua localização profunda, especialmente nas fibras inferiores da divisão inferior. A palpação intra-oral destes MTrPs pode causar uma dor considerável, o que complica os tratamentos manuais diretos. No entanto, o agulhamento seco (PD) é o tratamento de eleição nestes casos, desde que não haja contra-indicações (71, 72).
- Dor referida e sintomas: O padrão habitual de dor referida, descrito por Simons et al, inclui dor na região maxilar e na articulação temporomandibular (ATM), por vezes imitando a dor caraterística da artrite da ATM. Os sintomas funcionais são geralmente unilaterais e podem causar distúrbios no controlo motor da mandíbula, como o desvio durante a abertura (com um movimento em ziguezague), que é predominantemente inclinada para o lado oposto ao músculo afetado. Outros sintomas incluem: Limitação dolorosa da abertura da boca e laterotrusão para o lado oposto, estalidos articulares na ATM que por vezes desaparecem após tratamento eficaz dos PGMs, o

zumbido (zumbido nos ouvidos) também pode ser um sintoma relacionado (71, 72).

- Mecanismos de ativação: Os mecanismos diretos mais comuns de ativação dos PGM incluem distúrbios parafuncionais como o bruxismo (diurno ou noturno) e a sobrecarga muscular provocada por hábitos mastigatórios disfuncionais, nomeadamente a mastigação unilateral. Alterações do complexo côndilo-disco também devem ser consideradas. Os mecanismos indirectos são semelhantes aos que afectam os músculos masseter, temporal e pterigóideo medial. Além disso, os PGMs do pterigóideo lateral podem ser activados como satélites dos PGMs do masseter, bucinador, pterigóideo medial e temporal (71, 72).
- Músculos relacionados: masseter, pterigoide medial, bucinador, temporal (71, 72).
- Agulhamento seco: É aconselhável avaliar e, se necessário, tratar primeiro os músculos masseter e temporal antes de abordar a punção do pterigoide lateral. A PS é efectuada num espaço triangular entre o côndilo e o colo mandibular, o arco zigomático e a incisura mandibular. O paciente deve estar em decúbito lateral ou supino, com a cabeça voltada para o lado oposto, e não é necessário forçar a abertura mandibular, pois a punção pode ser realizada com a boca fechada ou entreaberta. Isso também facilita a comunicação verbal do paciente durante o procedimento. Os pontos de referência ósseos, como o côndilo e o arco zigomático, são localizados e uma agulha de 0,25 mm x 40 mm é inserida perpendicularmente, mantendo-a perto do arco zigomático para evitar colidir com o recesso mandibular. A agulha pode ser orientada em diferentes direcções (anterior, posterior, caudal ou cranial) para palpar o músculo para os seus PGMs (71, 72).

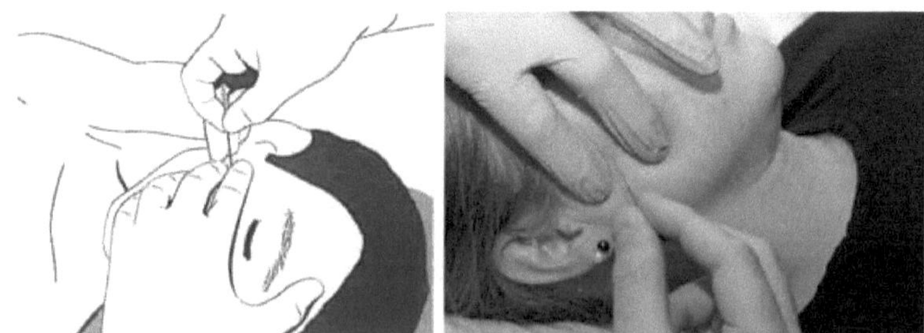

Figura 4. PS em PGM para o músculo pterigóideo lateral (40, 66).

- Precauções: A punção do pterigóideo lateral atravessa o fascículo profundo do masseter, pelo que devem ser tomadas as mesmas precauções que para este músculo. Como o pterigóideo lateral é inervado por múltiplos ramos nervosos, devem ser seguidas as precauções habituais aquando da realização da punção para evitar complicações (71, 72).

4.1.5. Digástrico.

- Dor e sintomas referidos (73):
  - Ventre posterior: A dor referida pelos pontos de gatilho miofasciais (MTrPs) nesta área projecta-se para o processo mastoide, incluindo a parte proximal do músculo esternocleidomastoideu (SCM). A dor pode também ser referida em direção ao ouvido. A palpação do ventre posterior é difícil devido à sua profundidade e à presença de estruturas neurovasculares, o que pode levar a diagnósticos falsos positivos.
  - Ventre anterior: Os PGM no ventre anterior podem causar odontalgia não odontogénica nos quatro incisivos inferiores, por vezes acompanhada de dor na parte média e anterior da língua. Para além dos sintomas dolorosos, os PGM podem causar disfunção do controlo motor hio-lingual, com sinais de disfagia ligeira e alterações do ritmo de abertura da boca, sobretudo quando os PGM são unilaterais. Os doentes queixam-se frequentemente de tensão excessiva na região anterior do pescoço.
- Clínico (73):
  - Ventre anterior: odontalgia não odontogénica nos incisivos inferiores e sinais ligeiros de disfagia motora.
  - Ventre posterior: Dor na parte proximal do ECM e possível otalgia referida.
- Mecanismos de ativação: Os PGMs do músculo digástrico são frequentemente activados como satélites dos músculos mastigatórios ou cervicais, em particular do ECM. Os factores predisponentes incluem posturas craniocervicais disfuncionais durante a mastigação, deglutição ou fonação, bem como alterações do complexo côndilo-disco que geram um padrão de ativação unilateral anormal, que pode ativar os PGMs digástricos (73).

- Músculos relacionados: músculos mastigatórios e cervicais.
- Agulhamento seco:
  - Ventre anterior: É efectuado com o doente em posição supina com uma ligeira extensão craniocervical para facilitar o acesso. É utilizada uma agulha de 0,25 mm x 25 mm (73).

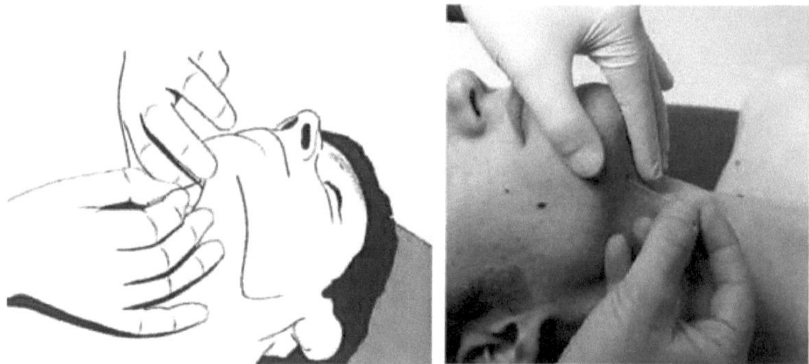

Figura 5. PS para PGM no ventre anterior do músculo digástrico (40, 66).

  - Ventre posterior: Para a punção, os PGM estão situados atrás e medialmente ao ângulo da mandíbula. O fisioterapeuta segura o PGM com os dedos indicador e médio, aproximando-o da pele com uma pressão firme. É utilizada uma agulha de 0,16 mm x 25 mm, com precaução devido ao risco de danificar as estruturas neurovasculares próximas (73).

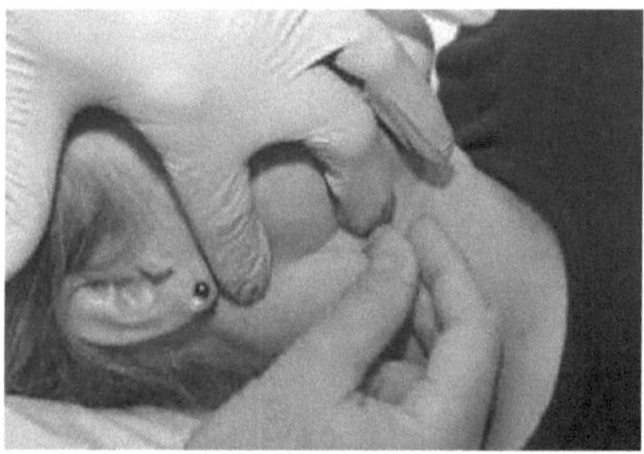

Figura 6. PS para PGM no ventre posterior do músculo digástrico (66).

- Precauções: No ventre posterior, a proximidade de estruturas neurovasculares torna necessário tomar precauções para evitar complicações. Estas são semelhantes às precauções tomadas na punção do abdómen anterior (73).

4.1.6. Músculos fasciais.

- Dor e sintomas referidos (74):
  - Músculo zigomático maior: O padrão de dor referida descrito por estende-se ao longo da crista do nariz, subindo pela ponte do nariz até ao meio da testa. Os PGMs neste músculo podem causar tensão muscular ao abrir a boca e uma ligeira resistência para manter o fecho dos lábios.
  - Músculo bucinador: A dor referida projecta-se através da bochecha para a área maxilar. Também pode gerar odontalgia não odontogénica nos caninos e incisivos da área maxilar. Outros sintomas incluem fadiga mastigatória e dor ligeira ao mastigar no lado afetado.
  - Músculo prócero: Os PGM podem referir dor profunda na parte central do osso nasal e na parte superior das cartilagens nasais, mesmo dentro da cavidade nasal. A dor pode ser descrita como semelhante à causada pela sinusite, estendendo-se para os lados do nariz.
  - Músculo corrugador da sobrancelha: A dor referida ocorre ligeiramente acima da parte média da órbita ocular, estendendo-se em direção ao canto interno do olho e à cartilagem nasal.
- Clínico (74):
  - Musculus zygomaticus major: Aperto ao abrir a boca e ligeira dificuldade em manter o fecho dos lábios.
  - Músculo bucinador: fadiga mastigatória e dor durante a mastigação, odontalgia não odontogénica.
  - Músculos prócero e corrugador da sobrancelha: dor facial profunda semelhante à sinusite, dor ocular.
- Mecanismos de ativação (74):
  - Grande zigomático e bucinador: os PGM são normalmente activados como secundários aos da musculatura mastigatória.
  - Procero e corrugador da sobrancelha: os PGM são activados por gestos faciais sustentados, como franzir o sobrolho, dores de cabeça com fotofobia, tensão ocular ou astigmatismo.
- Músculos relacionados: Músculos mastigatórios.
- Agulhamento seco:

- Músculo bucinador: O doente deve estar em decúbito dorsal ou lateral. Os PGMs estão localizados na parte média da bochecha, equidistantes entre o ângulo da boca e o ramo mandibular. O músculo é palpado numa pinça com um dedo dentro da boca e um dedo fora. A agulha é inserida na direção do dedo interior, tendo o cuidado de não perfurar acidentalmente o dedo interior (74).
- Músculo zigomático maior: A punção é semelhante à do bucinador, mas numa zona mais alta, junto ao bordo do nariz (74).

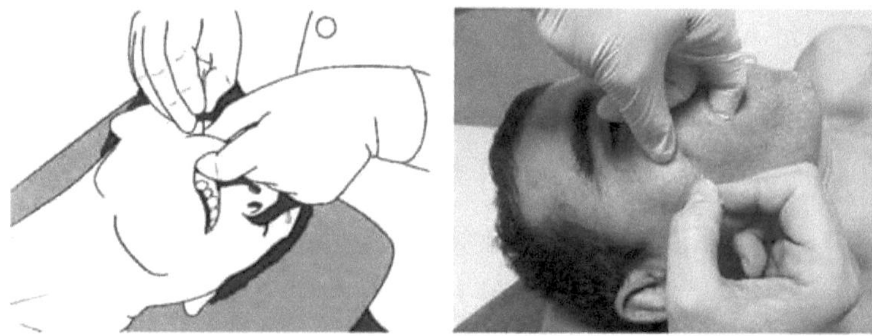

Figura 7. PS para PGM no zigomático maior (40, 66).

- Músculos procussus proceróide e corrugador: Estes músculos podem ser pinçados de forma plana ou pinçada. A técnica de torção é recomendada para estes músculos (74).

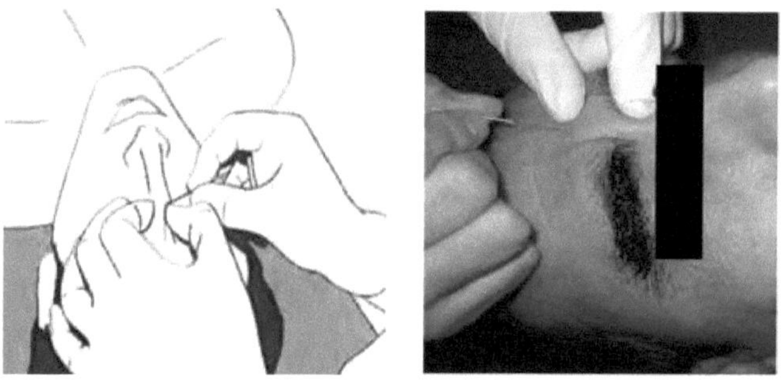

Figura 8: PS para PGM em procero com técnica de pinça (40, 66).

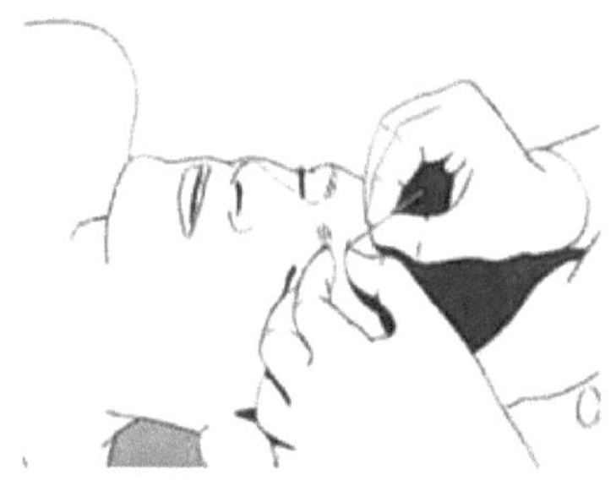 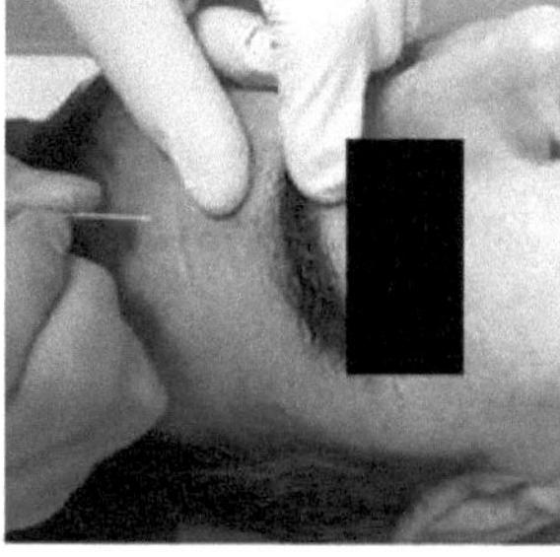

Figura 9. PS para PGM no corrugador da sobrancelha (40, 66).

- Recomenda-se uma agulha de 0,16 mm x 25 mm para todos estes músculos.

- Perigos e precauções: Para os músculos bucinador e zigomático maior, é importante ter cuidado com as estruturas nervosas próximas (74).

4.2. Musculatura do pescoço.

4.2.1. Trapézio.

- Mecanismos de ativação (75, 76):
    - Diretos: Traumatismo cervical, acções repetitivas (nadar, utilizar o telefone), posturas inadequadas (trabalho no computador sem ergonomia).
    - Indirectas: Disfunção de outros músculos e patologias viscerais (doenças do fígado, úlceras).
- Efeitos na mobilidade: aumento da tensão muscular, mas sem restrição grave da mobilidade. Movimentos dolorosos: inclinação contralateral, abdução do ombro.
- Diagnóstico e testes diferenciais: Teste de compressão para distinguir entre PGM do trapézio e de outros músculos.
- Perigos e precauções (75, 76):
    - Trapézio superior, PGM1: O nervo espinal entra no trapézio, dividindo-se num plexo que recebe contribuições de C2-C4. A borda anterior do trapézio está repleta de ramos nervosos, que podem causar dor durante a punção. É essencial palpar o nervo para evitar punções acidentais e observar a reação do doente. A técnica de fórceps durante a punção reduz o risco de pneumotórax.

- Trapézio inferior, PGM4: A borda medial da escápula deve ser palpada para garantir que está entre a agulha e a caixa torácica. O PGM encontra-se normalmente numa área segura sobre a omoplata, mas se não for esse o caso, deve ser aplicada a técnica PGM3.

Principais PGMs para o trapézio (75, 76):

- PGM 1 (Trapézio superior, porção clavicular):
  - Localização: a meio do bordo dianteiro.
  - Dor referida: Na parte posterior do pavilhão auricular, nas têmporas e na região do masséter.
  - Ativação secundária: Pode ativar PGMs no ECM e nos masséteres.
  - Agulhamento seco:
    - Posição: Doente em posição de decúbito ventral.
    - Agulha: 0,25 mm x 25 mm, pinça e direção ventral da agulha.
    - Efeitos: Espasmos locais.

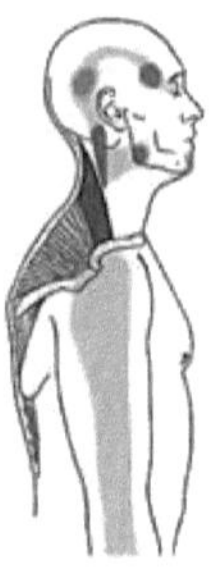

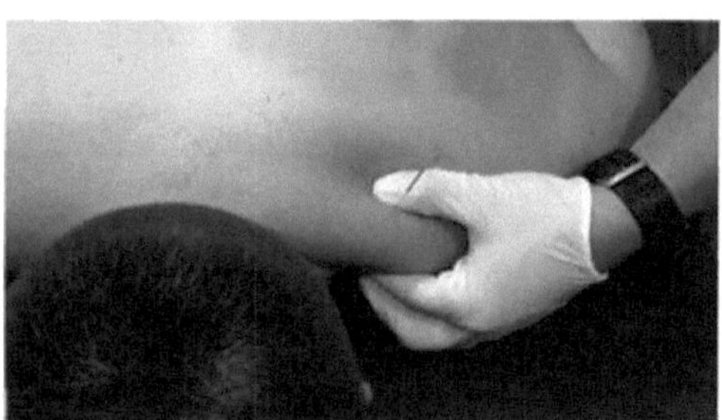

Dor referida dos PGMs (zona cinzenta e pontos na figura) das fibras claviculares do trapézio superior em direção ao braço (PGM1) e punção (PGM1) do trapézio superior na porção mais anterior (40).

- PGM2 (Trapézio superior, porção acromial):
  - Dor referida: em direção à região suboccipital.
  - Efeitos: Aumento da tensão e da espessura do músculo afetado.
  - PS:
    - Posição: Em decúbito ventral.
    - Agulha: 0,30 mm x 40 mm, direção ventral.

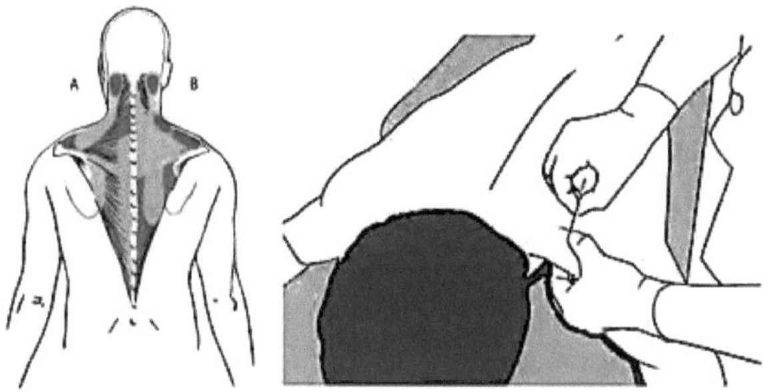

Figura 2. A. Padrão de dor referida das fibras do trapézio superior posterior (PGM2). B. Padrão de dor referida mais comum dos PGMs centrais do trapézio inferior (PGM3). Assim como a punção do trapézio superior (40).

- PGM 3 (Trapézio inferior):
  - Localização: Fibras inferiores.
  - Dor referida: Dor profunda e desagradável na parte superior do trapézio; pode provocar a elevação e a inclinação anterior da omoplata.
  - PS:
    - Posição: Em decúbito ventral com o braço em abdução.
    - Agulha: 0,25 mm x 25 mm, direção horizontal e tangencial ao tórax da agulha acompanhada de palpação plana.

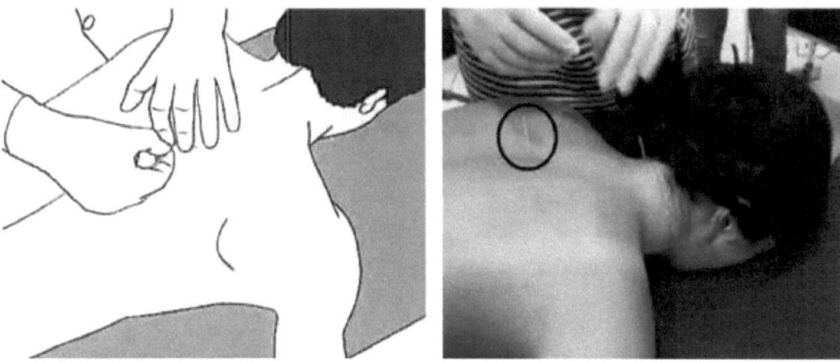

Figura 3: Punção dos PGM do trapézio inferior (assinalados com um círculo na figura à direita) (40, 66).

- PGM 4 (Inserção):
  - Localização: Coluna vertebral da escápula.

- Sintomas: Sensação de picada constante no bordo medial da omoplata.
- PS:
  - Posição: Prona ou decúbito lateral com o braço em abdução.
  - Agulha: 0,25 mm x 25 mm, direção da coluna vertebral da omoplata.

- PGM 5 (Trapézio médio):
  - Localização: Zona central.
  - Sintomas: Pode provocar piloerecção e arrepios na face lateral do braço.
  - PS: Semelhante ao PGM3 com inserção da agulha em ângulo para evitar lesões pulmonares.
- PGM 6 (Inserção do Trapézio Médio):
  - Localização: Perto do acrómio.
  - Dor referida: Para esta área.
  - PS:
    - Posição: Em decúbito ventral.
    - Agulha: 0,30 mm x 50 mm, direção oblíqua para a fossa supra-espinhosa.
- PGM 7 (Cutâneo):
  - Descrição: Achado acidental relacionado com a piloerecção; raramente requer intervenção.
  - Sintomas e dor referida:
  - Cefaleias e dor cervical: Relação com PGM no trapézio superior.
  - Síndrome do túnel cárpico: possível correlação.
  - Outros sintomas: Fotofobia em doentes com síndrome cervical crónica pós-traumática.
  - PS: Técnica de superfície semelhante à PGM5.

4.2.2. Esternocleidomastoideu.

O músculo esternocleidomastóideo (ECM) é propenso a desenvolver pontos de gatilho miofasciais (MTrPs) que podem causar sintomas em várias áreas do corpo. Os MTPs podem ser localizados nas porções esternal e clavicular do SCM, e cada um tem um padrão distinto de dor referida (77, 78).

- Dor referida (77, 78):

- Divisão esternal: A dor pode irradiar para o vértice da cabeça, região occipital, bochecha, olho e parte superior do esterno. Os doentes podem apresentar sintomas vegetativos, como lacrimejo excessivo, vermelhidão ocular, visão turva, congestão sinusal, disfagia (sensação de "bola na garganta") e sintomas atípicos, como tosse seca ou cócegas na garganta.
- Divisão clavicular: Provoca dor referida principalmente na testa e na zona auricular, que pode incluir zumbidos ou perturbações auditivas. Além disso, os PGM nesta área podem causar tonturas, vertigens e problemas de perceção espacial.

- Sintomas adicionais (77, 78):
  - Tonturas e vertigens: Os PGMs de ECM podem causar uma sensação de desorientação ou tonturas, muitas vezes descrita como uma sensação de "balançar a cabeça", que é menos comum do que a vertigem tradicional.
  - Restrição da mobilidade: Ao contrário de outros músculos cervicais, os PGMs no ECM não costumam restringir severamente o movimento do pescoço.
  - Náuseas e vómitos: Em alguns casos, as tonturas podem também ser acompanhadas por estes sintomas.
- Os PGMs da ECM podem ser activados por vários factores (77, 78):
  - Postural: Manter a cabeça numa posição para a frente, rodada ou estendida durante muito tempo pode desencadear PGMs.
  - Traumático: O efeito de chicote, comum em acidentes de viação, é um desencadeador frequente de PGMs no ECM.
  - Respiratório: Os doentes com doenças respiratórias, como a asma ou a doença pulmonar obstrutiva crónica (DPOC), podem utilizar excessivamente a MEC, o que contribui para a formação de PGMs.
  - Factores indirectos: Os PGMs noutros músculos, como o peitoral maior, os escalenos ou o digástrico, podem ativar PGMs na ECM.
- Agulhamento seco da MEC: O agulhamento seco é um tratamento que pode ser eficaz na desativação dos PGM da MEC. No entanto, existem riscos associados devido à proximidade de estruturas importantes, como a veia jugular externa e o nervo acessório espinal. É fundamental que o terapeuta siga precauções específicas para evitar complicações como equimoses ou lesões nervosas. A técnica envolve

a palpação cuidadosa do músculo e a aplicação da agulha num ângulo seguro para evitar estruturas subjacentes (77, 78).

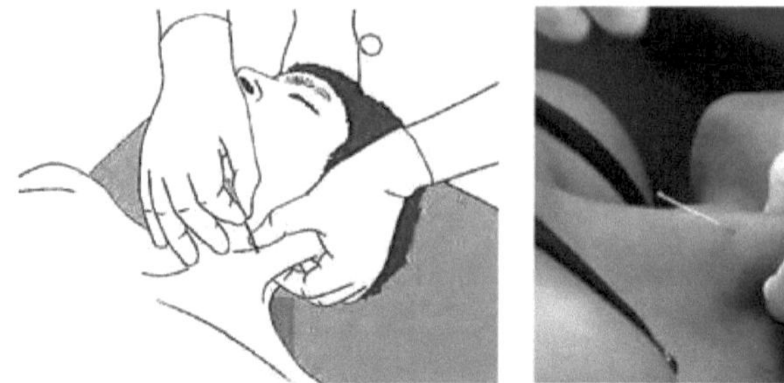
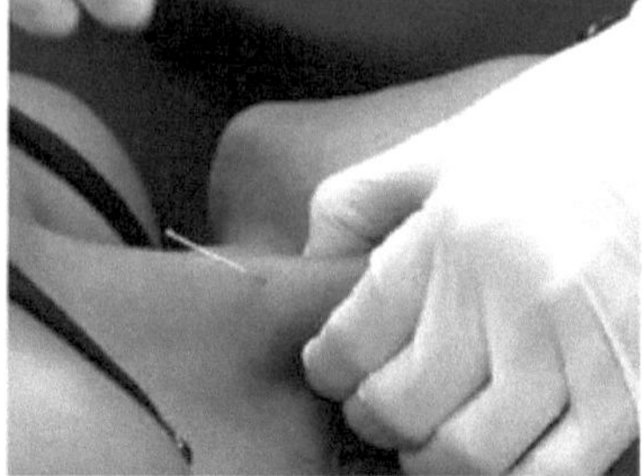

Figura 7: Punção seca dos PGM do músculo ECM (40, 66).

- Precauções: É importante evitar a punção profunda na zona inferior da porção clavicular do ECM, uma vez que esta se encontra perto do ápice pulmonar e pode haver risco de pneumotórax se a punção for demasiado profunda (77, 78).

4.2.3. Scalene.

Os pontos-gatilho miofasciais (PTM) dos músculos escalenos podem gerar dor referida em diferentes zonas, tanto na região cérvico-escapular como no membro superior. A dor também pode irradiar para a cabeça, tórax anterior ou região dorsal superior, podendo ser confundida com patologias viscerais ou radiculares (79, 80).

- Dor e sintomas referidos (79, 80):
    - Cervical e ombro: A dor pode localizar-se na região do trapézio superior, na parte anterior do ombro, no bíceps, no tríceps e na parte radial do antebraço, atingindo o polegar e o indicador. Esta dor pode simular o envolvimento das raízes nervosas C5-C6.
    - Tórax anterior: No lado esquerdo, a dor pode ser confundida com problemas respiratórios ou cardíacos. Outros músculos, como o músculo peitoral maior ou os músculos intercostais, também devem ser avaliados para detetar uma possível ativação secundária de pontos de gatilho.
    - Região dorsal e escápula: Os escalenos podem causar dor na parte superior da escápula e na região interescapular, o que pode ser

confundido com problemas no romboide ou no elevador da escápula.

- Dor relacionada com o movimento: Os movimentos de elevação do membro superior ou a respiração (tosse, espirros, respiração profunda) podem exacerbar a dor. O alívio pode ser obtido elevando passivamente o braço ou através do "teste de alívio do escaleno".

- Os PGMs do escaleno podem ser activados por uma variedade de factores (79, 80):
  - Traumatismo cervical.
  - Actividades que impliquem cargas pesadas ou movimentos repetitivos.
  - Patologias respiratórias que aumentam a utilização da respiração torácica superior.
  - Postura inadequada, especialmente no trabalho ou nas actividades quotidianas.
  - Dismetria dos membros inferiores, escoliose ou hemipélvis pequena que obriga os escalenos a compensar a inclinação da coluna cervical.
  - Os escalenos também podem estar associados à síndrome do desfiladeiro torácico (SDT), devido ao seu envolvimento na elevação da primeira costela, que pode comprimir o plexo braquial.
- O agulhamento seco superficial é muito eficaz para os escalenos. Em caso de punção profunda (79, 80):
  - Escaleno anterior: O doente deve estar em decúbito lateral. O músculo é localizado por palpação sob a clavícula e a agulha é inserida obliquamente, evitando as estruturas vasculonervosas.
  - Escaleno médio: É utilizada uma abordagem semelhante à do escaleno anterior, com uma inserção mais profunda e virada para trás para evitar o plexo braquial.
  - Devido ao risco de lesões pulmonares, não é recomendado o agulhamento seco profundo do escaleno posterior.

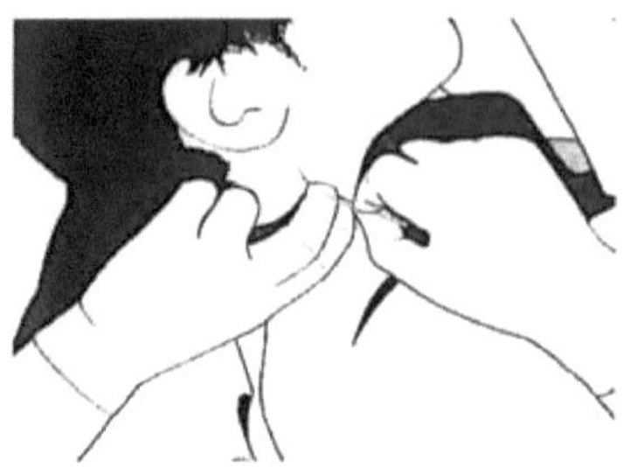
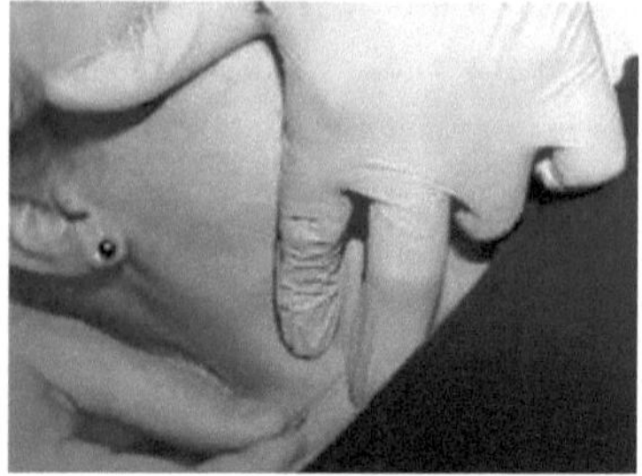

Figura 8: Punção seca do escaleno anterior e do escaleno médio (40, 66).

- Precauções: Ao efetuar a PS nos escalenos, deve ser evitada a punção acidental da veia jugular externa, da artéria subclávia e do ápice pulmonar. Além disso, é fundamental ter cuidado com o plexo braquial e outras estruturas sensíveis próximas. Este conjunto de sintomas e mecanismos desencadeantes requer uma avaliação clínica cuidadosa para um tratamento adequado (79, 80).

4.2.4. Esplénio.

- Localização e palpação dos PGM: Os pontos de gatilho do esplénio da cabeça são encontrados por palpação no aspeto medial do músculo, onde este se liga ao bordo superior do trapézio. Este músculo pode ser palpado num triângulo delimitado pelo ECM anteriormente, pelas fibras do trapézio superior posteriormente e pelo elevador da escápula inferiormente. As fibras do esplénio distinguem-se pela sua orientação diagonal e por serem activadas durante a rotação homolateral da cabeça, ao contrário do ECM e do trapézio superior, que são rotadores contralaterais. Para palpar os PGMs do esplénio da cabeça, recomenda-se colocar a região cervical em ligeira flexão e rotação contralateral, o que facilita a identificação das bandas apertadas. No entanto, em alguns casos, o músculo pode estar suficientemente apertado para ser palpável mesmo numa posição neutra, como em decúbito ventral. Esta posição permite a avaliação de ambos os esplénios da cabeça e a deteção de diferenças na textura dos tecidos antes de um exame mais específico (81, 82).
- Dor referida: O esplénio da cabeça apresenta um padrão de dor referida, comummente associado a cefaleias homolaterais ao vértex. No entanto, a experiência clínica mostra um padrão mais alargado que

inclui cefaleias nas regiões suboccipital, occipital, frontal, ocular e auricular, bem como zumbidos. Para o esplénio do pescoço, existem duas zonas PGM. A primeira está localizada na região central do músculo, entre o trapézio superior e o elevador da escápula, ao nível do processo espinhoso de C7. A palpação a este nível também é efectuada com a coluna cervical em ligeira flexão e rotação contralateral, e os sintomas incluem geralmente dor no ângulo do pescoço e rigidez cervical, que são agravados pela rotação cervical homolateral. A segunda área de PGM está localizada na inserção do esplénio do pescoço nos tubérculos posteriores das vértebras cervicais superiores. Aqui, a palpação profunda pode provocar uma dor caraterística na direção da região occipital e da parte posterior da órbita. Embora a sobreposição de músculos nesta zona torne difícil determinar com certeza a origem da dor, tal não é crucial na prática clínica (81, 82).

- Limitações funcionais: Os PGM do esplénio da cabeça e do pescoço limitam frequentemente a flexão e a rotação passivas contralaterais, bem como a rotação ativa homolateral da cabeça e do pescoço. Estas disfunções estão frequentemente associadas a problemas articulares na região cervical e torácica superior, partilhando padrões de dor referida.
- Mecanismos de ativação: Os dois mecanismos mais comuns que activam os PGMs dos músculos esplénicos são o stress postural e o whiplash. As extensões ou rotações sustentadas e repetitivas da cabeça, bem como uma postura incorrecta, podem sobrecarregar estes músculos, favorecendo o desenvolvimento de MMPs. No caso de whiplash, o esplénio da cabeça é um dos músculos mais frequentemente afectados (81, 82).
- PS do esplénio da cabeça (81, 82):
  - Cargos:
    - Decúbito ventral: O paciente mantém a cabeça numa posição neutra. O fisioterapeuta posiciona-se na cabeceira da mesa, do lado oposto ao músculo a tratar.
    - Decúbito lateral: A cabeça é posicionada com a cabeça ligeiramente flectida e rodada para o lado oposto, o que facilita a identificação e a palpação do músculo.

- Agulha: É utilizada uma agulha de 0,25 mm x 25 mm para aceder aos PGM na região central do músculo, que estão localizados subcutaneamente.

- PS do esplénio do pescoço (81, 82):
  - Posição: O doente deita-se em decúbito lateral contralateral ao lado afetado, com a cabeça apoiada numa almofada e a coluna cervical em posição neutra.
  - Punção: Utiliza-se uma agulha de 0,25 mm x 25 mm, dirigida obliquamente no sentido medial e ligeiramente posterior, na região imediatamente atrás do elevador da escápula e à frente do bordo anterior do trapézio superior.
  - Pontos de Inserção: A técnica de punção do PGM de inserção do esplénio cervical é semelhante à utilizada para outros músculos cervicais, como o semiespinhal cervical e o multífido cervical.

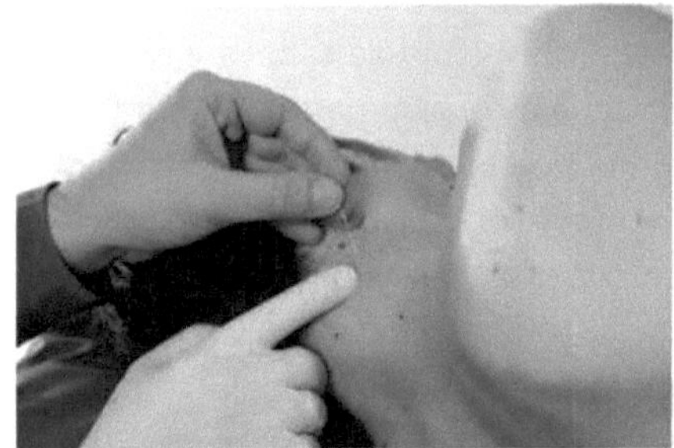

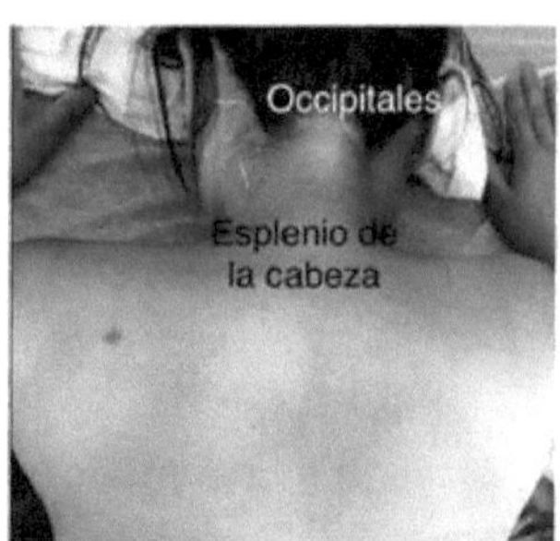

Figura 9. PS para PGM no esplénio da cabeça (66).

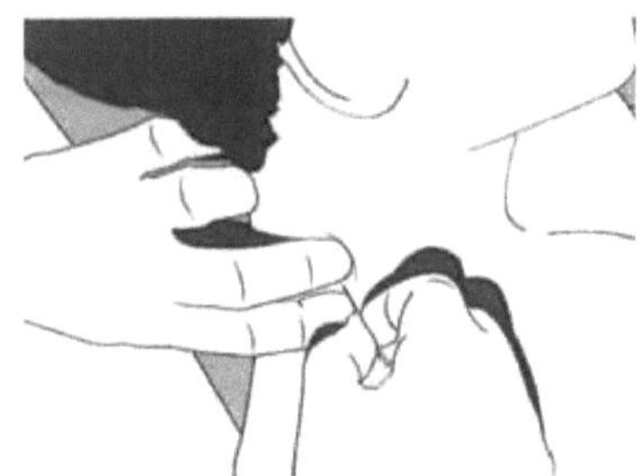

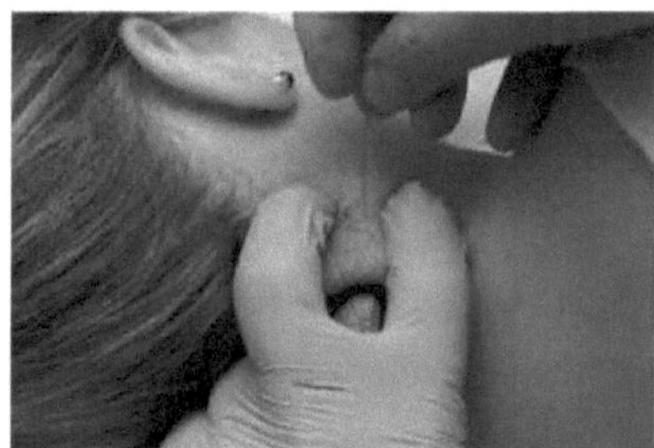

Figura 10. PS para PGM no esplénio do pescoço (40, 66).

- Perigos e precauções (81, 82):
  - Esplénio da cabeça: Devido à proximidade da artéria vertebral, se for realizada uma punção profunda acima de C2, a agulha deve ser dirigida para o processo mastoide para minimizar o risco.

- Esplénio do pescoço: Existe o risco de punção do pulmão. Para o evitar, a agulha não deve ser direcionada caudalmente, mas apenas medialmente e ligeiramente para trás.

4.2.5. Muito longa e semi-espinhosa na cabeça.

- PG, dor referida e mecanismos de ativação (83, 84):
  - Semi-espinhoso da cabeça:
    - Estrutura: O músculo semiespinhoso da cabeça está dividido em três regiões: superior, média e inferior, o que permite a existência de PGMs em cada uma destas divisões.
    - Padrões de dor referidos:
      - Divisão superior: PGM localizado na área suboccipital, a 1-2 cm da linha média. Dor em banda que se estende da região occipital para as zonas temporal e frontal, frequentemente confundida com cefaleia de tensão ou cervicogénica.
      - Divisão média: PGM localizado lateralmente aos processos espinhosos de C3-C4. Dor referida em projeção para a região occipital do mesmo lado que os PGM.
      - Divisão inferior: Localização entre C7 e T2. Não foi descrito um padrão específico de dor referida.
    - Palpação: Dificuldades na palpação manual devido à cobertura do trapézio superior e do esplénio da cabeça. As bandas apertadas podem ser palpadas se o trapézio superior estiver relaxado.
  - Cabeça muito comprida (83, 84):
    - Localização: De C2 até à junção de C3-C4.
    - Dor referida: concentrada na região da orelha, pescoço e atrás do olho.
    - Sintomas comuns: Dor de cabeça seguindo os padrões de dor descritos. Hipersensibilidade à pressão na parte de trás da cabeça e do pescoço. Limitação dolorosa da mobilidade cervical, nomeadamente em flexão. Possível disfunção articular na região cervical superior (C0-C3).

        ▪ Mecanismos de ativação: Traumatismo agudo (whiplash). Stress postural, como uma posição sentada prolongada com a cabeça para a frente.
        ▪ Ativação de outros músculos: PGM de músculos adjacentes, como o trapézio superior e o esplénio da cabeça.
        ▪ Patologia radicular ou disfunções articulares: na coluna cervical, estes podem ser factores que perpetuam a ativação.

- PS (83, 84):
    - Técnica de semi-rotação da cabeça:
        ▪ Posição do doente: De bruços, cabeça em posição neutra.
        ▪ Agulha: 0,25 mm x 25 mm.
        ▪ Inserção craniana: dirigida para o osso occipital para evitar a artéria vertebral.
        ▪ Precauções: Evitar a punção do nervo occipital maior.
    - Punção de PGMs centrais:
        ▪ Agulha: 0,25 mm x 25 mm.
        ▪ Direção: Posteroanterior, tendo o cuidado de não perfurar o nervo occipital maior.
        ▪ Riscos: A utilização de agulhas com um comprimento superior ao recomendado pode resultar na punção acidental da artéria vertebral, do canal vertebral, do forame magno e das articulações zigapofisárias.

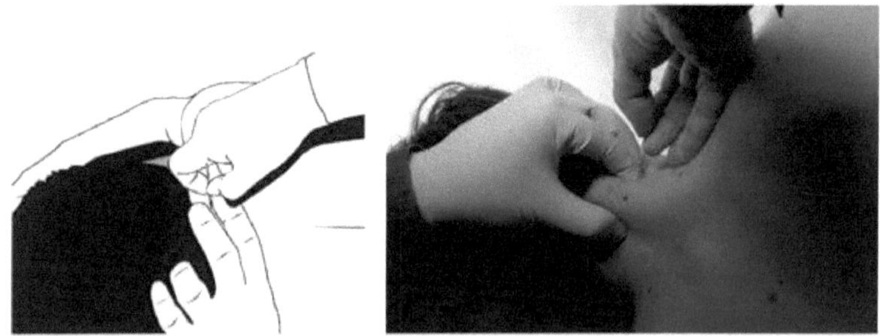

Figura 11. PS para PGM na semiespinha da cabeça e pescoço (40, 66).

- Técnica para um comprimento de cabeça muito longo:
    ▪ Agulha: 0,25 mm x 25 mm.
    ▪ Direção: Anterior e lateral, em C3.
    ▪ Cuidado: Difícil de identificar abaixo de C4, sem risco significativo.

4.2.6. Suboccipital.

Os pontos de gatilho miofasciais (MTrPs) nos músculos suboccipitais são uma fonte comum de dor referida, principalmente na cabeça e na região cervical. Devido à profundidade destes músculos, é difícil detetar os MTrP por palpação direta. Em vez disso, são utilizados indicadores como a sensibilidade à pressão profunda e a tensão dos tecidos na região suboccipital. A ocorrência de dor referida à pressão nesta área e o aumento da dor em contracções craniocervicais activas são também critérios de diagnóstico fundamentais (85, 86).

- Dor referida e sintomas associados: Os PGM nos músculos suboccipitais causam frequentemente um padrão de dor referida intracraniana que se estende a várias áreas, incluindo occipital, temporal, frontal e ocular. Este tipo de dor é frequentemente confundido com outras condições, como a cefaleia de tensão, a cefaleia cervicogénica, a nevralgia occipital ou a dor cervical crónica. Em alguns casos, os PGMs nesta área podem gerar dor bilateral, sendo importante notar a ausência de dor na própria região suboccipital, que poderia estar associada a PGMs noutros músculos próximos (85, 86).
- Vários factores podem ativar os PGMs nos músculos suboccipitais, incluindo (85, 86):
    - Posturas mantidas, especialmente as que envolvem flexão, extensão ou rotação prolongadas da cabeça, como a posição da cabeça para a frente.
    - Defeitos visuais não corrigidos que obrigam a uma posição não natural da cabeça.
    - Movimentos repetitivos da cabeça.
    - Lesões por efeito de chicotada, que provocam frequentemente dores de cabeça e tonturas.
    - Os PGMs nos músculos suboccipitais também estão associados à restrição da mobilidade na coluna cervical superior, especialmente em flexão, inclinação lateral e rotação craniocervical. Em particular, a restrição na flexão pode ser indicativa de disfunção articular em C0-C1 ou de mecanossensibilidade do tecido neural.
- Diagnóstico e tratamento: O diagnóstico de PGMs nos músculos suboccipitais pode ser apoiado por testes como o teste de flexão-rotação (FRT), que mede a mobilidade passiva da coluna cervical em rotação. Um resultado positivo no FRT, indicando menos de 33° de

rotação, pode ser indicativo de disfunção articular ou encurtamento muscular, e é um teste habitualmente utilizado para diagnosticar cefaleias cervicogénicas. O tratamento dos PGM nesta região inclui técnicas como o agulhamento seco, embora seja importante ter cuidado ao realizar este procedimento, especialmente para evitar danos na artéria vertebral ou no nervo occipital maior. O agulhamento seco é recomendado principalmente para o músculo oblíquo inferior da cabeça devido à sua acessibilidade (85, 86).

- PS (85, 86):
  - Posição do doente: O doente deve estar em decúbito ventral (face para baixo), com a cabeça numa posição neutra, evitando qualquer extensão cervical. Esta posição permite um acesso mais seguro e direto ao músculo sem comprometer as estruturas adjacentes.
  - Tamanho da agulha: Recomenda-se a utilização de uma agulha de 0,30 mm x 40 mm, adequada à profundidade do músculo oblíquo inferior.
  - Direção da punção: A agulha deve ser direcionada num ângulo póstero-anterior e ligeiramente medial, visando a lâmina de C2, mas evitando sempre uma inclinação craniana para minimizar os riscos.

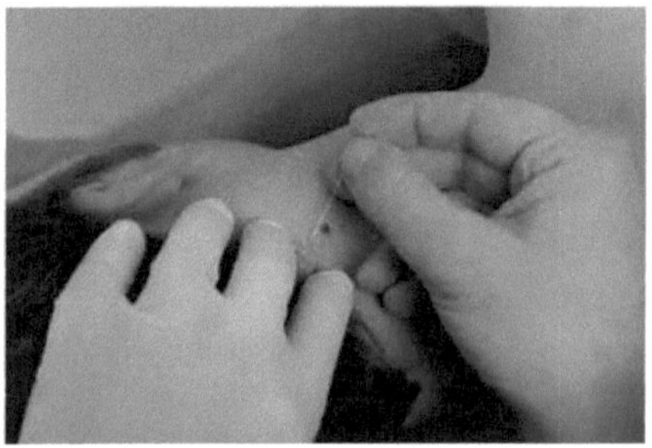

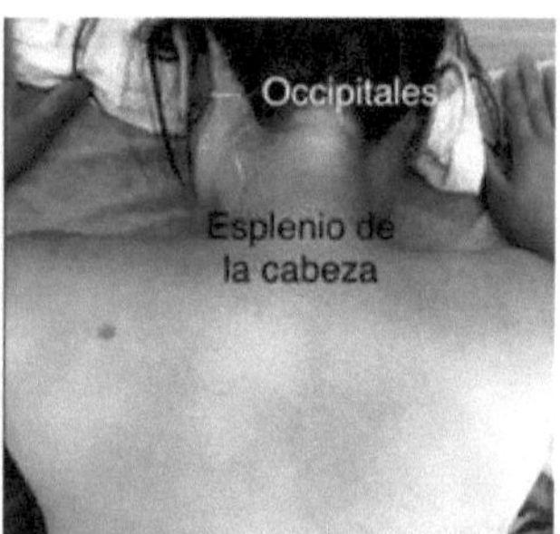

Figura 12. PS em PGM para suboccipital (66).

- Precauções (85, 86):
  - Artéria vertebral: É essencial evitar qualquer orientação craniana da agulha para não danificar esta artéria, que se encontra próxima do local de punção.
  - Nervo occipital maior: Este nervo passa por baixo e à frente do músculo oblíquo inferior, pelo que se deve ter cuidado para não o ferir durante a punção.

- Estes pontos garantem uma punção segura e eficaz do músculo oblíquo inferior da cabeça nos tratamentos de pontos-gatilho miofasciais.

4.3. Região escapular e dos ombros.

4.3.1. Levator scapulae.

- Dor e sintomas referidos (87, 88):
  - Dor no pescoço: Localizada no ângulo cervical com um padrão de irradiação para o bordo medial da omoplata e para a parte posterior do ombro.
  - Limitação da mobilidade do pescoço: Especialmente percetível ao esticar ou contrair o músculo, resultando em rigidez cervical, evidenciada pela rotação homolateral ativa do pescoço.
  - Função escapular prejudicada: Pode afetar o ritmo escapulo-umeral, predispondo o ombro a lesões no espaço subacromial.
- Mecanismos de desencadeamento: Os PGMs do elevador da escápula podem ser desencadeados por tensão postural e cabeça para a frente, uso do telefone entre o ombro e a cabeça, stress psicológico, sobrecarga de trabalho prolongado no computador ou movimentos repetitivos do pescoço, posições de sobrecarga ou encurtamento, como dormir de barriga para baixo (87, 88).
- Músculos relacionados (87, 88):
  - Agonistas: esplénio do pescoço, escalenos médio e posterior e rombóides.
  - Antagonistas: Serratus anterior (fibras inferiores), trapézio inferior e latissimus dorsi. O trapézio superior e o esternocleidomastóideo apresentam frequentemente MMPs concomitantes, o primeiro no lado homolateral e o segundo no lado contralateral.
- Agulhamento seco: A electroestimulação percutânea dos PGMs do elevador da escápula demonstrou ser eficaz no tratamento da dor cervical e da mobilidade em doentes com dores no ombro e no pescoço. O procedimento de agulhamento é o seguinte (87, 88).
  - PGM Central:
    - Doente em decúbito lateral do lado saudável.
    - Palpação e pinçamento do músculo.
    - Inserção da agulha 0,30 mm x 40 mm medialmente e ligeiramente caudal.

- PGM de inserção:
  - Doente em decúbito lateral sobre o lado afetado, com o ombro em flexão de 90°, rotação externa e retração.
  - Inserção de uma agulha de 0,25 mm x 25 mm paralelamente ao tórax, na direção do canto superior da omoplata.
- Acesso alternativo para os PGMs centrais cobertos por trapézio:
  - Semelhante à abordagem do bloqueio do nervo escapular dorsal.
  - Pinça e pinça de agulha 0,30 mm x 50 mm na direção craniana e lateral.

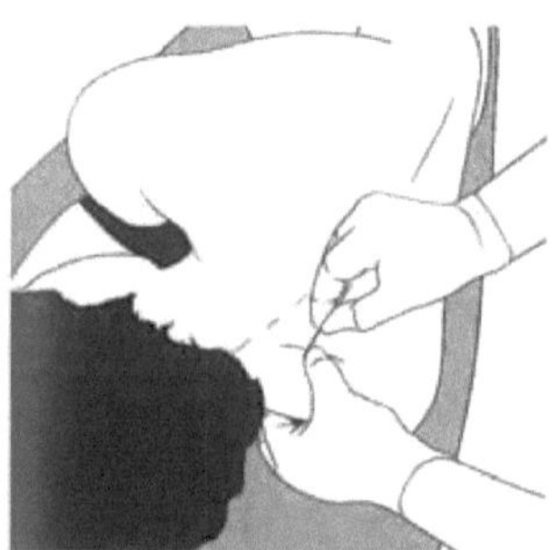
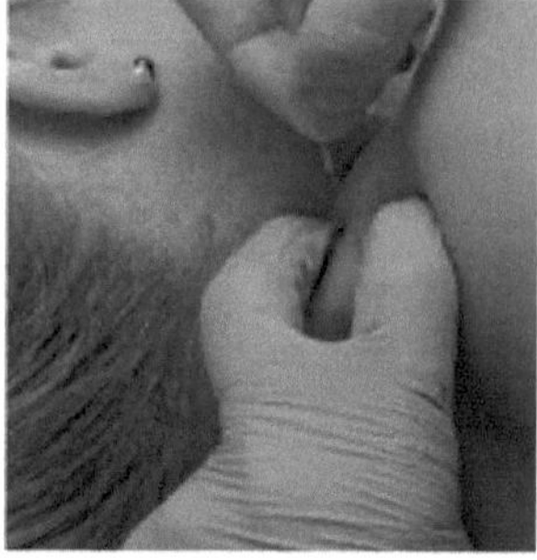

Figura 13. PS em PGM para escápulas do elevador central (40, 66).

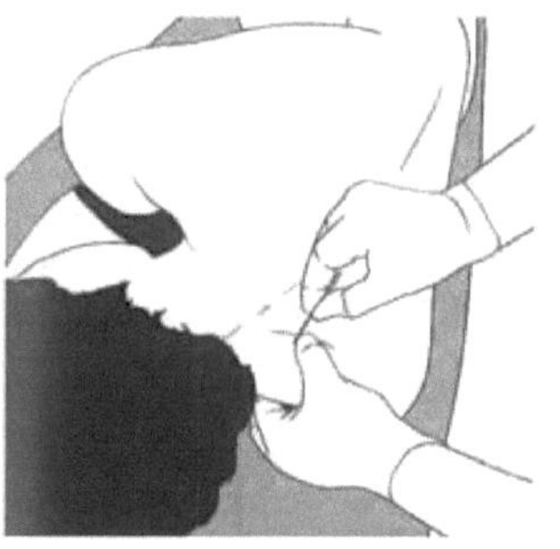
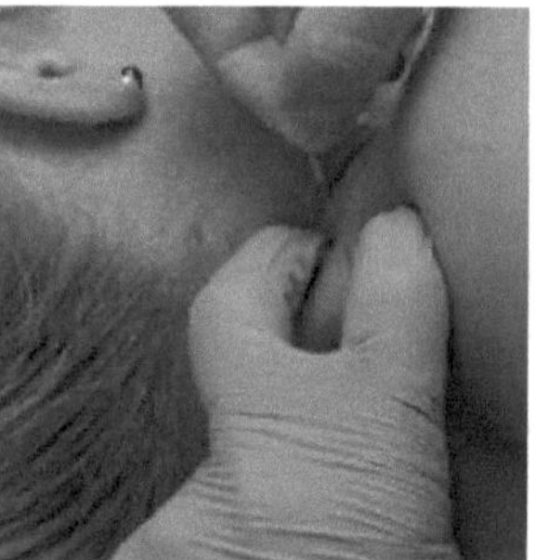

Figura 14. PS em PGM para inserção do elevador da escápula (40, 66).

- Perigos e precauções: Existe um risco de pneumotórax durante o tratamento invasivo do elevador da escápula, pelo que se recomenda a utilização da abordagem com pinça sempre que possível (87, 88).

4.3.2. Infra-espinhoso.

- Pontos-gatilho e dor referida: O músculo infra-espinhoso é uma das principais causas de dor referida à articulação do ombro, juntamente com o supra-espinhoso e, ocasionalmente, o elevador da escápula. Bron et al. demonstraram que os pontos de gatilho do infra-espinhoso (TSPs) são os mais prevalentes em doentes com dor crónica não traumática do ombro, ocorrendo frequentemente nas suas fibras. Esta dor tende a localizar-se na face anterior da articulação do ombro, estendendo-se à face anterolateral do braço, ao antebraço e ao bordo radial da mão, podendo irradiar para os dedos e para a região cervical póstero-superior (89, 90).

- Os doentes apresentam frequentemente sintomas associados, tais como (89, 90):
  - Dificuldade em actividades que combinam adução e rotação interna (por exemplo, apertar um sutiã, tirar uma carteira).
  - Sensação de peso e fraqueza.
  - Parestesias como ardor ou formigueiro no membro superior homolateral.
  - Fadiga da cintura escapular, fraqueza de preensão e hiperidrose na zona afetada.
  - Instabilidade do ombro associada a fraqueza na contração durante a rotação externa.
- Localização dos PGMs: Os PGMs do infra-espinhoso são tipicamente encontrados no terço medial do músculo, embora sejam frequentemente mais próximos do terço medial. Simons et al. documentaram um PGM de inserção na borda medial da escápula (89, 90).
- Músculos relacionados (89, 90):
  - Agonistas: redondo menor, deltoide posterior (rotação externa do ombro) e outros músculos da coifa dos rotadores (estabilidade do ombro).
  - Antagonistas: subescapular, peitoral maior e deltoide anterior.
- A PS pode ser efectuada em diferentes posições: Decúbito lateral do lado sadio, com o ombro em 70°-90° de flexão. De bruços, com o braço ao longo do corpo ou fora da borda da maca. Procedimento (89, 90):
  - Decúbito lateral: O doente é posicionado no lado saudável, com o ombro em flexão e o antebraço apoiado. É introduzida uma agulha de 0,30 mm x 40 mm na omoplata.
  - Posição prona: O doente pode estar com o braço ao longo do corpo ou estendido.

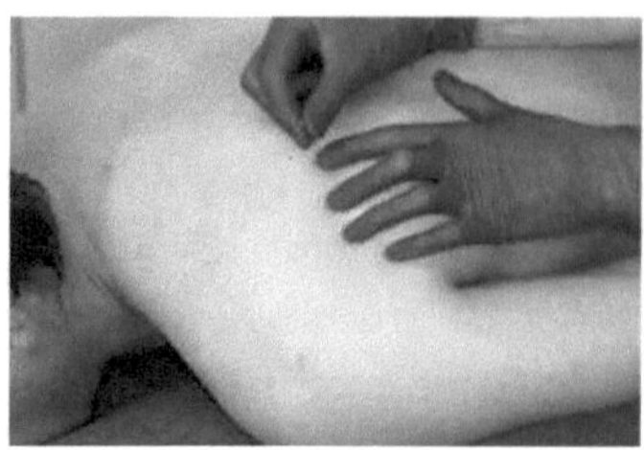

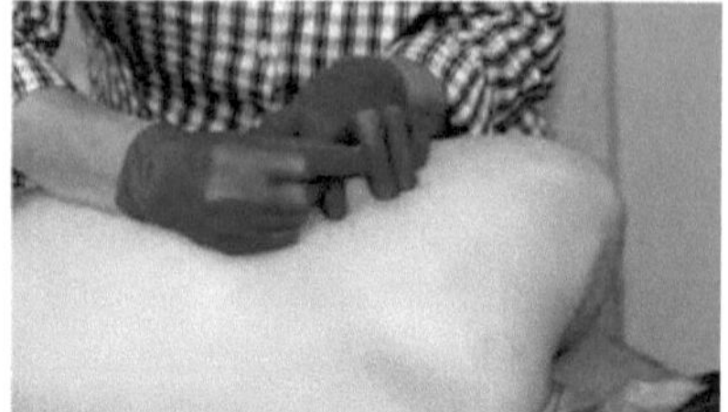

Figura 15. PS para PGM no infra-espinhoso em decúbito posterior e decúbito lateral (66).

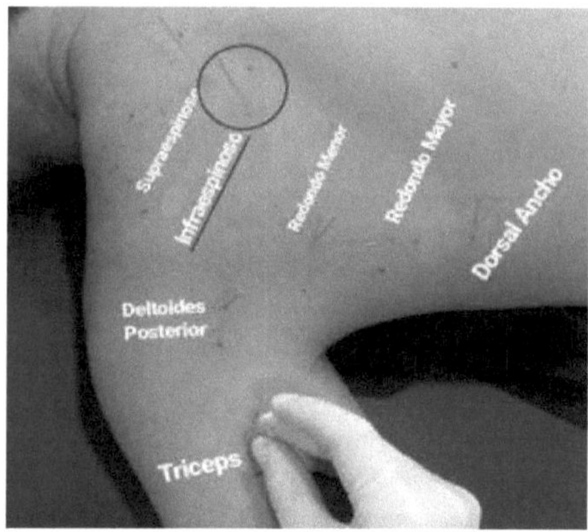

Figura 16. Agulha PS para infra-espinhoso em posição prona.

- Perigos e precauções: Risco de pneumotórax e de lesões na omoplata, especialmente se existir uma malformação congénita (faraminae) que pode levar à perfuração. Estima-se que entre 0,8% e 5,4% da população tenha esta condição. Para evitar estes riscos, é fundamental evitar ir demasiado fundo com a agulha (89, 90).

4.3.3. Subescapular.

- Padrão de dor referida: A dor referida dos PGM do músculo subescapular concentra-se principalmente na parte posterior do ombro. Esta dor pode irradiar para a parte posterior do braço até ao cotovelo e, ocasionalmente, causar hiperestesia ou dor à volta do pulso, especialmente no aspeto dorsal. Frequentemente, observa-se um padrão de parestesia que se estende por toda a mão, juntamente com dor na parte anterior do ombro ao nível do tendão, embora não seja claro se se trata de dor referida ou se existem PGMs de inserção.

- Sintomas associados: Os doentes com síndrome da dor miofascial do subescapular (SPM) tendem a sentir dor tanto em repouso como durante o movimento, levando frequentemente a um desconforto noturno. O encurtamento do músculo pode causar limitações na mobilidade, especialmente na abdução e rotação externa. Estas caraterísticas fazem com que o diagnóstico mais provável seja o de ombro congelado ou capsulite adesiva.
- Ativação dos PGM: Situações de sobrecarga devido a movimentos repetitivos, como movimentos de lançamento no desporto, natação livre, luxações ou fracturas do ombro e períodos prolongados de imobilização, são algumas das possíveis causas que podem ativar os PGM do músculo subescapular.
- Músculos relacionados: Os músculos redondo maior, grande dorsal e peitoral maior actuam como músculos agonistas, estabilizando a articulação gleno-umeral, enquanto os músculos infra-espinhoso e redondo menor são antagonistas do subescapular na sua função de rotação.
- PS: Dada a dificuldade de acesso ao músculo subescapular por palpação, o agulhamento seco (AD) tem um duplo objetivo: diagnóstico e tratamento. Existem duas abordagens para explorar e tratar os PGM, a abordagem lateral ou axilar e a abordagem medial.
    - Abordagem axilar: Este método é considerado o mais seguro em vários estudos. O doente é colocado em posição supina com o braço em flexão ou em abdução e rotação externa. É utilizada uma agulha de 0,30 mm x 50 mm, inserida lateralmente em direção à face anterior da omoplata, assegurando que a agulha é mantida perto da caixa torácica.

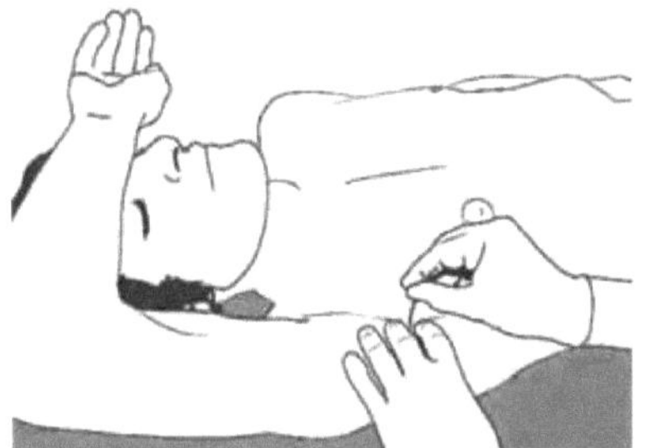 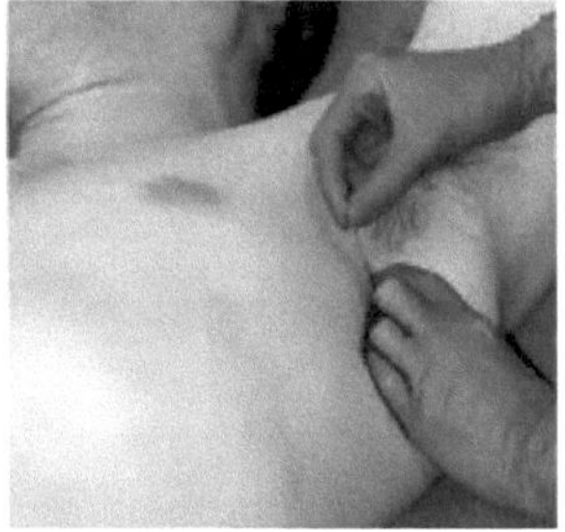

Figura 17. Punção axilar dos PGMs do músculo subescapular (40, 66).

- Abordagem medial: Esta abordagem pode ser efectuada em duas variantes: medial-superior e medial-inferior. Na primeira, o paciente está em decúbito homolateral com o ombro em flexão e rotação externa. Na segunda, o doente encontra-se em decúbito ventral, com o ombro em rotação interna. Utiliza-se uma agulha de pelo menos 0,25 mm x 40 mm, curvando a agulha em direção à face ventral da omoplata para evitar lesões no pulmão.

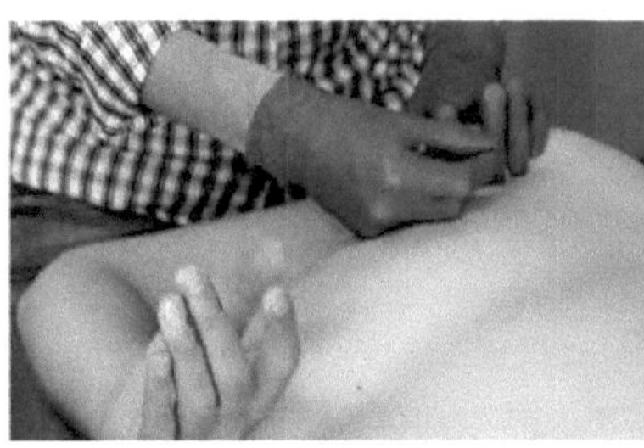

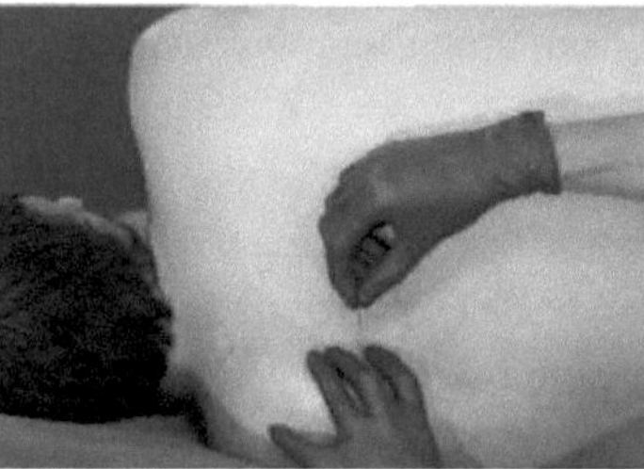

Figura 18. PS via abordagem medial primeira figura via variante medial-superior e segunda figura via variante medial-inferior (66).

- Perigos e precauções: O tratamento invasivo do músculo subescapular comporta vários riscos, incluindo a possibilidade de pneumotórax, especialmente na abordagem medial. Existe igualmente um risco de lesão dos músculos adjacentes (latissimus dorsi e teres major) ou do feixe vasculonervoso. Para minimizar estes riscos, é essencial utilizar a orientação por ultra-sons ou por eletromiografia. Além disso, a punção em pacientes com distúrbios de coagulação é uma contraindicação absoluta.

4.3.4. Supra-espinhoso.

- Pontos-gatilho miofasciais (MTrPs): O músculo supra-espinhoso pode apresentar pontos-gatilho miofasciais centrais e de inserção. Os pontos-gatilho de inserção estão localizados na junção miotendinosa ou na inserção tendinoperiosteal. Um MTP também pode ser encontrado no corpo do tendão, que também é classificado como insercional (88, 89, 90).
- Dor referida e sintomas: Os PGMs centrais causam geralmente uma dor profunda no ombro que se estende à região deltoide medial e pode irradiar para a face lateral do braço e antebraço, sem atingir o pulso. Ocasionalmente, a dor pode ser sentida no epicôndilo, o que

pode sugerir epicondilite ou epicondilalgia lateral. Os PGM de inserção concentram a dor à volta do "coto" do ombro. Estes pontos conduzem frequentemente ao diagnóstico de tendinopatias da coifa dos rotadores ou de bursite subdeltóidea. Além disso, os doentes apresentam frequentemente dor tanto durante a atividade física como em repouso. A dor é especialmente visível durante o movimento de abdução ou quando o doente segura o braço nessa posição (88, 89, 90).

- Mecanismos de ativação: O músculo supra-espinhoso pode ser ativado e desenvolver PGM em situações como sobrecarga por cargas pesadas penduradas no braço, sobreactividade de músculos como o latissimus dorsi ou o pectoralis major, movimentos repetitivos sobre a cabeça como no desporto ou em actividades laborais, trauma direto na região do ombro (88, 89, 90).
- Tratamento por agulhamento seco (88, 89, 90):
  - No caso de PGMs centrais localizados na fossa supra-espinhosa, o doente é colocado em decúbito lateral contralateral com o braço junto ao corpo e o ombro elevado. O fisioterapeuta insere uma agulha de 0,30 mm x 50 mm numa direção craniocaudal e ligeiramente virada para a frente.
  - Para PGMs de inserção no tendão, o doente deve estar em rotação interna, extensão e adução, com a mão e o antebraço atrás do corpo. É utilizada uma agulha de 0,25 mm x 25 mm.

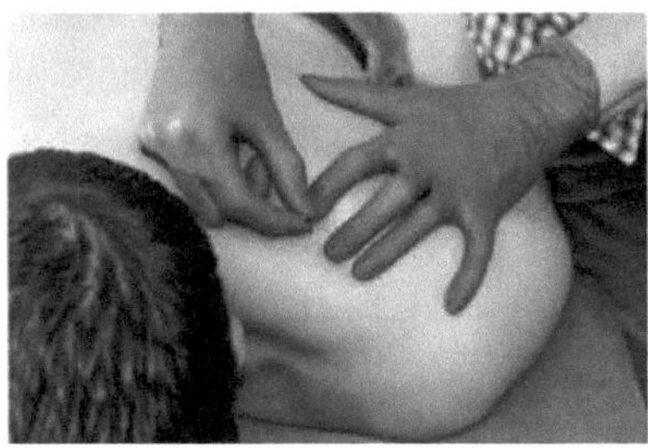
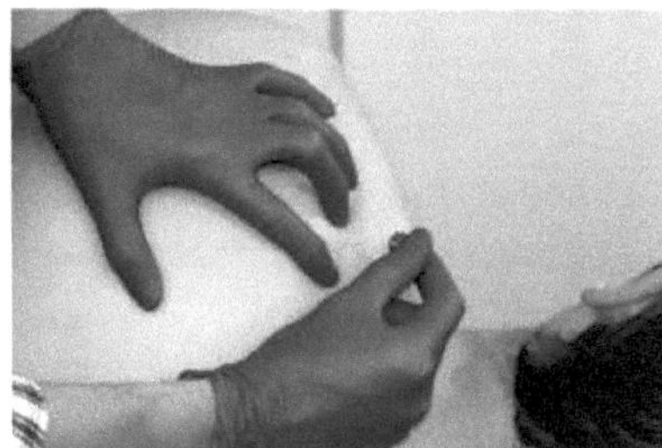

Figura 19. PGM BP no supra-espinhal em decúbito ventral e lateral (66).

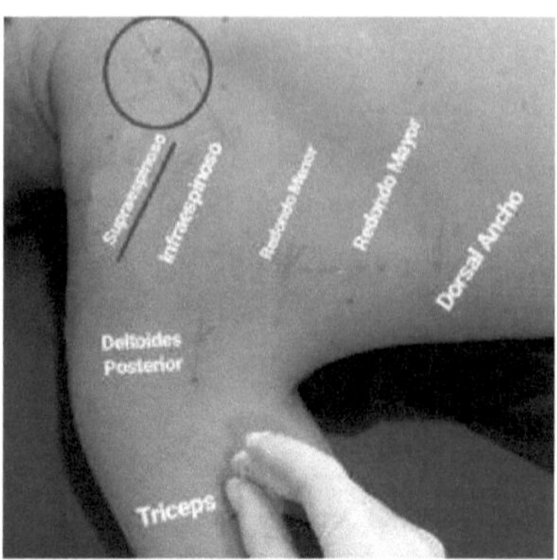

Figura 20. PS para PGM no supra-espinal.

- Precauções importantes (88, 89, 90):
  - Risco de pneumotórax: Cuidado especial nos PGMs localizados na fossa supra-espinhosa, elevando a escápula para evitar que a agulha entre no tórax.
  - Assepsia rigorosa na punção dos PGMs de inserção do tendão devido à proximidade da bursa subacromial ou da cavidade articular.

4.3.5. Deltoide.

- Distribuição e localização dos PTMs: Os pontos-gatilho miofasciais (PTMs) do músculo deltoide podem ser encontrados nas diferentes secções do músculo deltoide, que incluem as divisões anterior, média e posterior. Estes MTrPs costumam localizar-se preferencialmente na parte média das divisões anterior e posterior, enquanto na porção medial, devido à configuração multipeniforme do músculo, podem aparecer ao longo de todo o seu comprimento (91, 92).
- O padrão da dor referida varia de acordo com a secção do músculo afetada (91, 92):
  - Fibras anteriores: A dor localiza-se na parte anterior e medial do ombro.
  - Fibras médias: A dor irradia para a face lateral do ombro, espalhando-se ligeiramente para as zonas adjacentes.
  - Fibras posteriores: geram dor na parte de trás do ombro, com um ligeiro extravasamento para a parte de trás do braço e para a zona anterior do braço. Em alguns casos, este padrão de dor pode

estender-se ao trapézio superior e à parte posterior do braço, quase até ao cotovelo.

- Sintomas: Os doentes com MMPs do deltoide referem normalmente dor durante o movimento e raramente em repouso. Além disso, podem apresentar fraqueza e incapacidade de efetuar determinados movimentos, como a abdução do ombro. Nalguns casos, as MMPs do deltoide anterior podem causar uma sensação dolorosa de bloqueio ou de "agarramento" em cerca de 15° de abdução, que pode ser devida a uma disfunção simultânea do músculo supra-espinhoso. O envolvimento do deltoide posterior pode limitar movimentos como a rotação interna e a adução (por exemplo, alcançar posteriormente). Estes PGMs podem também alterar a inibição recíproca entre os músculos antagonistas, resultando num atraso no relaxamento dos músculos antagonistas e no comprometimento do controlo do movimento voluntário (91, 92).
- Mecanismos de ativação: As MMPs no deltoide podem ser activadas por trauma direto, sobrecarga em actividades repetitivas ou em relação a MMPs em músculos adjacentes. Os PGMs do deltoide foram encontrados em 50% dos pacientes com dor inespecífica no ombro. A localização deste músculo, que está na área de referência de outras MMPs, torna-o propenso a ativação secundária por MMPs chave em músculos como o supra-espinhoso ou o trapézio (91, 92).
- PS: O tratamento dos MMPs do deltoide por agulhamento seco é relativamente simples. A abordagem é detalhada abaixo de acordo com a parte afetada do músculo (91, 92).
    - Fibras anteriores: O tratamento é efectuado com o doente em posição supina. Pode ser utilizada a técnica de palpação plana, em que a agulha (0,25 mm x 25 mm) é inserida no sentido ântero-posterior até entrar em contacto com o úmero. Em alternativa, em alguns doentes, o deltoide anterior pode ser tratado com palpação em pinça, caso em que a agulha é inserida mediolateralmente.
    - Fibras mediais: A posição ideal é o decúbito lateral do lado saudável, com o braço ao longo do corpo. A agulha é dirigida para o úmero em direção lateromedial, utilizando uma agulha de 0,30 mm x 40 mm, se necessário.
    - Fibras posteriores: A abordagem pode ser feita com o paciente em posição lateral ou prona, com o ombro em flexão de 90°. Outra

opção é colocar o paciente em decúbito lateral com o braço em rotação interna e abdução, apoiando a mão na pelve posterior, o que facilita a localização do PGM nas fibras posteriores do músculo.

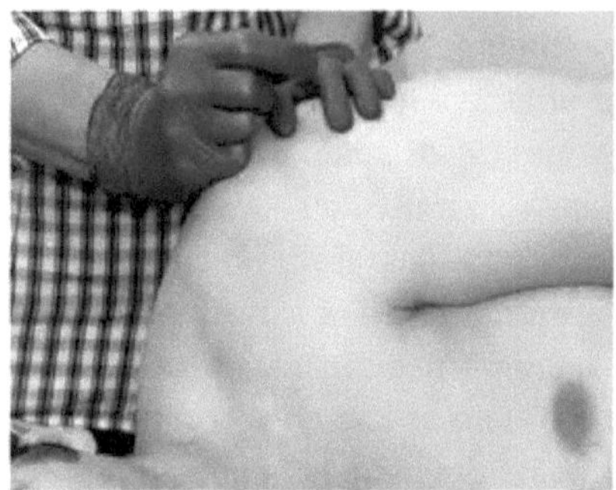

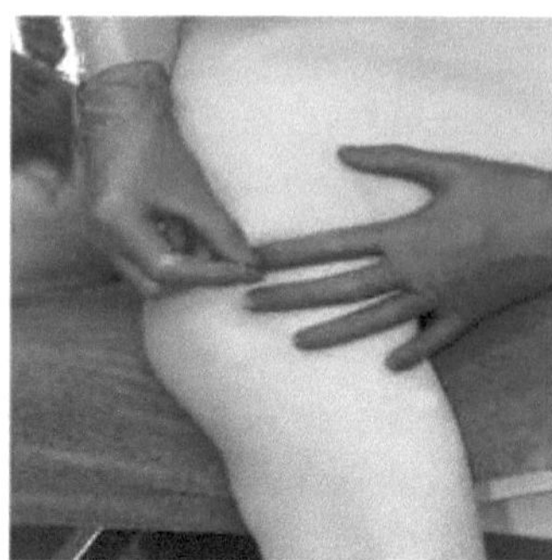

Figura 21. PS da parte média do músculo deltoide com o paciente em decúbito lateral e PS da parte posterior do músculo deltoide com o paciente em decúbito ventral (66).

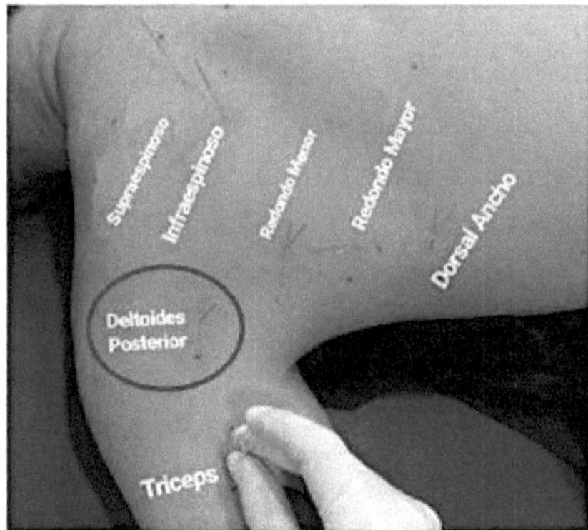

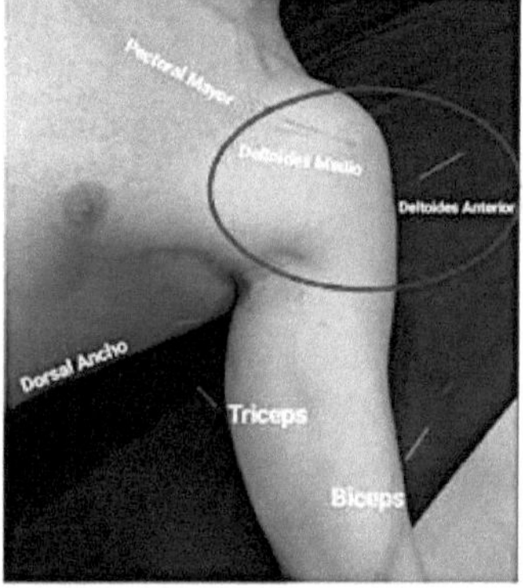

Figura 22. PS da parte posterior do músculo deltoide com o paciente em decúbito ventral e PS para o deltoide médio e anterior em decúbito dorsal.

- Precauções e perigos Ao efetuar o agulhamento seco do deltoide, há certos riscos a ter em conta (91, 92):
  - Cápsula articular e articulação: Existe a possibilidade de a agulha atravessar a cápsula articular se a PGM estiver próxima da articulação, pelo que se recomenda uma assepsia extrema.

- Veia cefálica: Durante a abordagem da fibra anterior, a agulha pode entrar em contacto com a veia cefálica, pelo que é importante afastar a agulha da localização deste vaso e efetuar uma compressão prolongada após a punção para evitar hematomas.

4.3.6. Ronda menor.

- Localização dos MTrPs: O músculo redondo menor, de acordo com Simons et al. é um dos músculos menos frequentemente afectados na região do ombro. Os pontos de gatilho miofasciais (MTrPs) neste músculo estão localizados entre o infra-espinhoso superiormente e o redondo maior inferiormente, geralmente entre as suas inserções na escápula e no úmero (93, 94, 95).

- Dor referida: A dor relacionada com os PGMs do redondo menor é sentida na parte de trás do ombro, na área de inserção do deltoide posterior, e pode estender-se ligeiramente à parte de trás do braço. Os doentes também podem sentir disestesias, tais como formigueiro ou dormência no quarto e quinto dedos (93, 94, 95).
- Sintomas: Os principais sintomas em doentes com PGMs activos no músculo redondo menor incluem (93, 94, 95):
  - Dor: A dor é mais percetível do que a limitação da mobilidade e aumenta quando o músculo é contraído ou esticado. Actividades como estender a mão atrás do corpo, gestos de escalada ou movimentos como armar o braço para lançar tendem a exacerbar a dor.
  - Espessamento palpável: Os doentes podem sentir um espessamento na zona dolorosa, o que por vezes leva a um diagnóstico errado de bursite subdeltóidea.
  - Atrofia e instabilidade: O músculo redondo menor pode atrofiar em alguns casos de dor no ombro, afectando até 3% dos doentes. Esta lesão está relacionada com a síndrome do espaço quadrangular e com a compressão do nervo axilar, que pode ser devida a variações anatómicas do músculo ou do tronco nervoso.
- Mecanismos de desencadeamento: Os movimentos que provocam contracções em encurtamento ou alongamento do músculo redondo menor, como os gestos de rotação externa e adução horizontal do ombro, são os principais desencadeantes da dor. Este músculo trabalha em conjunto com o infra-espinhoso, o deltoide posterior e o

resto dos músculos da coifa dos rotadores, principalmente na rotação externa e na estabilização da articulação glenoumeral. Os músculos antagonistas do redondo menor são o subescapular, o peitoral maior e o deltoide anterior (93, 94, 95).

- PS: O tratamento com agulhas secas para os PGMs do redondo menor segue um procedimento semelhante ao descrito para o músculo infra-espinhoso. Recomenda-se a utilização de uma agulha de 0,30 mm x 40 mm e é realizada com cuidado para seguir a direção correta da agulha em direção à escápula (93, 94, 95).

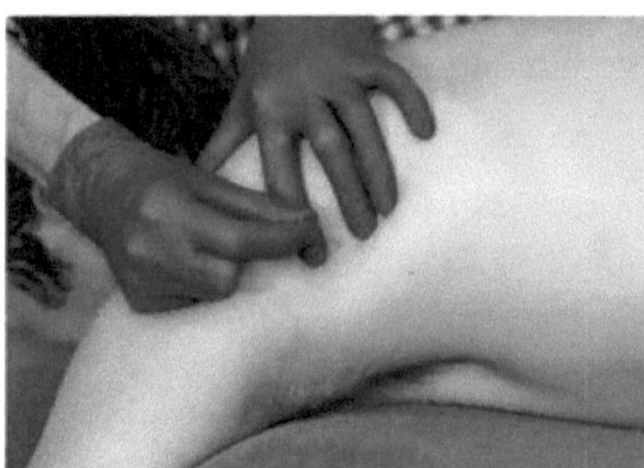

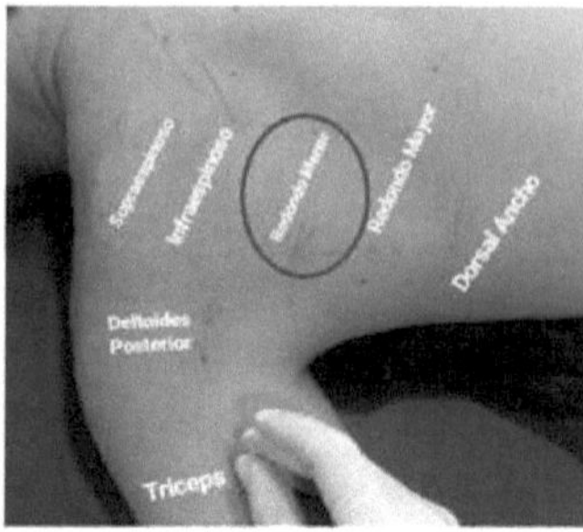

Figura 23. PS do músculo redondo menor com o paciente em posição prona (66).

- Perigos e precauções: Ao efetuar o agulhamento seco no redondo menor, deve ser tido em conta o risco de pneumotórax, especialmente em doentes com um volume muscular considerável, onde a palpação pode ser menos precisa. Para o evitar, é importante dirigir a agulha paralelamente ao plano da omoplata, assegurando que não passa para o tórax (93, 94, 95).

4.3.7. Rodada maior.

- Localização e ativação dos PTM: Os pontos-gatilho miofasciais activos (PTM) do músculo redondo maior são causas importantes de dor na região do ombro. A dor apresenta-se no aspeto póstero-lateral do ombro e pode irradiar ao longo da parte posterior do braço e do antebraço. Embora as lesões estruturais isoladas deste músculo sejam raras, são geralmente o resultado de um traumatismo. Os doentes podem sentir dor na parte posterior do ombro, acompanhada de mobilidade limitada, especialmente nos movimentos de abdução, rotação externa e flexão. Para além disso, pode haver fraqueza na rotação interna e extensão do ombro (94, 95).

- Sintomas e actividades que activam os PGM: Os PGM do redondo maior tendem a manifestar-se quando o doente realiza actividades que requerem uma contração encurtada do músculo, como escalar ou puxar uma corda. Estas actividades que combinam a elevação do braço ou movimentos em que o músculo é encurtado podem desencadear dor. As causas que podem levar ao desenvolvimento de PGMs no redondo maior podem incluir: Movimentos repetitivos, traumas na região do ombro, períodos de imobilização, processos degenerativos. Os PGM do redondo maior também podem ser observados em pacientes com capsulite adesiva ou radiculopatia. Para além disso, este músculo desempenha um papel na síndrome do espaço quadrangular do ombro, descrita pela primeira vez em 1983 por Cahill e Palmer, onde a dor se apresenta com parestesias no aspeto posterior do ombro devido a uma possível compressão do feixe neurovascular no espaço quadrangular (94, 95).
- Padrão de dor referida: O padrão de dor referida nos PGMs do redondo maior inclui dor localizada na parte de trás do ombro, que pode se estender para a parte de trás do braço e antebraço. Este padrão é comum com movimentos que requerem abdução e rotação externa do ombro (94, 95).
- Músculos relacionados: O redondo maior trabalha em conjunto com o latissimus dorsi e o tríceps braquial (porção longa), sendo agonistas nos movimentos de extensão e rotação interna do ombro (94, 95).
- PS no redondo maior: O tratamento invasivo dos PGMs do redondo maior é efectuado utilizando a técnica de punção com pinça. A posição anatómica do músculo facilita esta abordagem. Embora seja possível realizar a técnica com o paciente em posição supina, as posições recomendadas são decúbito lateral ou decúbito ventral (94, 95).
    - Decúbito lateral: O doente é colocado em decúbito lateral sobre o lado saudável, segurando o braço afetado numa posição de 90° de flexão e rotação interna. A escápula é deslocada para a frente para facilitar o acesso ao músculo, permitindo ao fisioterapeuta agarrar o músculo com uma pinça. É utilizada uma agulha de 0,30 mm x 50 mm, que é inserida na direção do dedo oposto à preensão e à banda esticada.
    - Em decúbito ventral: O doente deixa cair o braço afetado fora da maca, permitindo que a gravidade puxe a omoplata para baixo, facilitando o acesso ao músculo. Em alternativa, o antebraço do

doente pode ser apoiado num banco ou num apoio de braço para maior conforto.

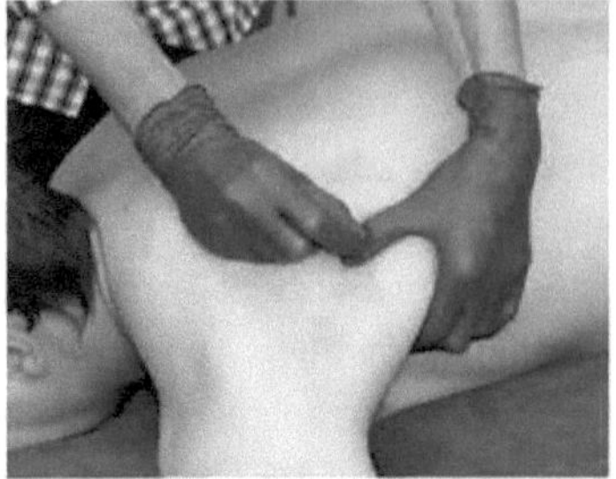
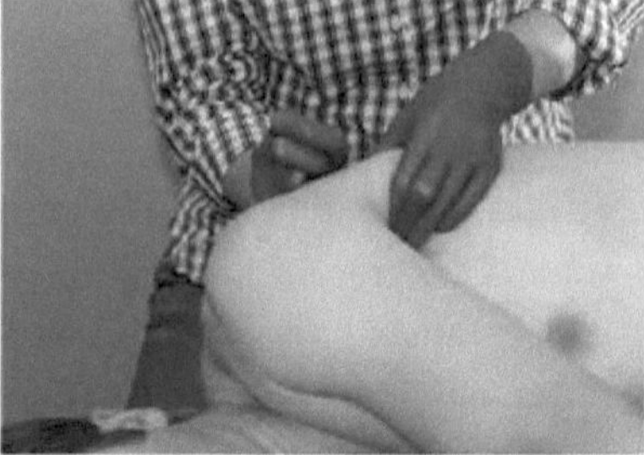

Figura 24. PS para o redondo maior em decúbito ventral e lateral (66).

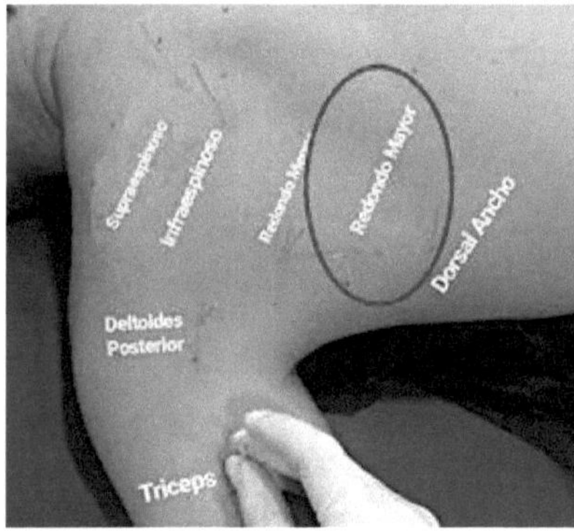

Figura 25. PS para o redondo maior em posição prona.

- Perigos e precauções: Devido à sua localização anatómica, o agulhamento seco do redondo maior acarreta riscos de complicações como o pneumotórax. No entanto, este risco é minimizado com a utilização da técnica de punção com pinça. Para além disso, é importante ter cuidado com o feixe neurovascular, uma vez que os PGMs localizados no lado lateral do músculo podem estar perto do nervo axilar e da artéria circunflexa, ambos os quais passam pelo espaço quadrangular posterior do ombro (94, 95).

4.3.8. Dorsal larga.

- Localização e ativação dos PTM: O músculo grande dorsal é normalmente afetado por pontos-gatilho miofasciais (PTM) nas suas fibras mais craniais, perto da borda lateral da escápula e da prega axilar posterior. É menos comum encontrar MTP nas suas fibras mais verticais e anteriores. Os MTPs do latissimus dorsi podem produzir dor centrada na região médio-dorsal, que é frequentemente ignorada como causa de dor nas costas (96, 97, 98).

- Padrões de dor referidos (96, 97, 98):
  - Fibras superiores (horizontais): A dor projecta-se para a parte posterior da omoplata, para o braço, para o antebraço e para o quarto e quinto dedos. Nestes casos, os doentes tendem a sentir parestesia e dormência em vez de dor.
  - Fibras inferiores (verticais): A dor localiza-se na face anterior do ombro e na face inferolateral do tronco, imediatamente acima da crista ilíaca.
  - Fibras intermédias (oblíquas): Podem causar dor na prega axilar posterior, fora da escápula.
- Sintomas associados e actividades que activam os PGMs: Os doentes com PGMs do grande dorsal apresentam frequentemente dores nas costas na região dorsal, com sensações de picadas ou queimaduras que dificultam uma posição confortável. O desconforto é frequentemente aumentado ao esticar o músculo, como ao empurrar um objeto para a frente ou ao realizar contracções encurtadas, como em flexões, escaladas ou higiene pessoal (96, 97, 98).
- Causas dos MMP: As causas dos MMP no latissimus dorsi incluem a sobrecarga muscular de actividades como a escalada, o remo, o ténis ou a ginástica, os MMP no serratus posterior superior ou no subescapular, o uso de vestuário apertado, como um sutiã apertado, as cirurgias do ombro, a radiculopatia das raízes que fornecem o músculo (96, 97, 98).
- Músculos relacionados (96, 97, 98):
  - Agonistas: o latissimus dorsi trabalha em conjunto com o redondo maior, a cabeça longa do tríceps (na abdução do ombro) e as fibras abdominais do peitoral maior na extensão e rotação interna do ombro.
  - Antagonistas: O trapézio superior em relação ao ombro, o tríceps braquial (cabeça longa) quando o braço está ao longo do corpo e os escalenos em relação ao tórax.
- PS no músculo latissimus dorsi: A técnica de agulhamento seco no latissimus dorsi varia de acordo com a zona afetada, quer seja a mais

proximal (fibras superiores) ou a mais distal (fibras inferiores) (96, 97, 98).

- Fibras superiores (horizontais): tratadas por meio de uma punção com pinça, semelhante à técnica utilizada para o redondo maior. Posição do paciente em decúbito lateral ou prona. Outra opção é realizar a punção com o paciente em posição supina, com o ombro em abdução de cerca de 90° e rotação externa (96, 97, 98).
- Fibras verticais: Se a MGP puder ser palpada e pinçada, a punção é simples e pode ser realizada com o paciente em decúbito lateral. É importante garantir que a agulha seja mantida dentro da pinça para evitar o risco de pneumotórax. Se o PGM não puder ser pinçado, a punção deve ser efectuada colocando a banda esticada sobre uma costela. A agulha deve ser inserida tangencialmente ao tórax para evitar perfurar o tórax (96, 97, 98).

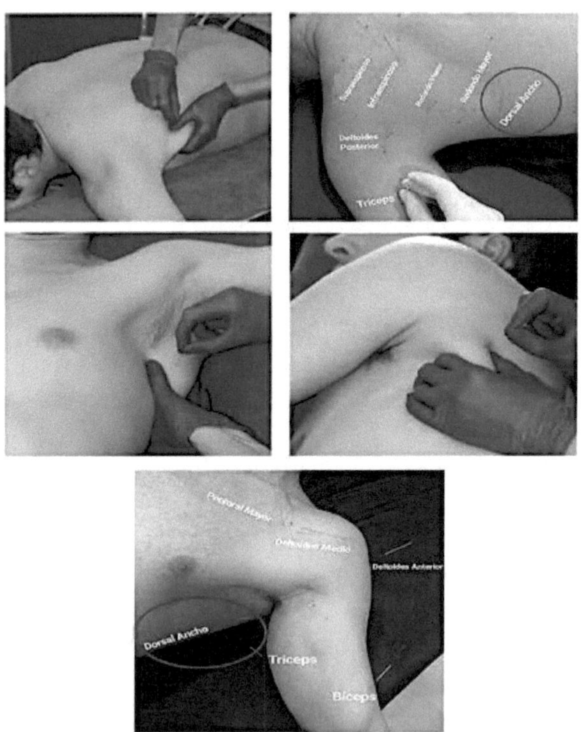

Figura 26. PS para PGM no latissimus dorsi prono, supino e decúbito lateral (66).

- Perigos e precauções: É essencial seguir as precauções necessárias para evitar complicações como o pneumotórax. Nas punções em que o PGM não pode ser palpado com a pinça, a punção deve ser efectuada com extremo cuidado, assegurando que a agulha segue a curvatura do tórax e permanece tangencial à estrutura óssea. Além disso, recomenda-se o uso de agulhas de comprimento curto para minimizar o risco de perfuração (96, 97, 98).

4.3.9. Romboides maiores e menores.

- Localização e ativação dos MTrPs: Os pontos de gatilho miofasciais (MTrPs) nos músculos rombóides maior e menor localizam-se principalmente a nível medial, entre as suas inserções vertebrais e escapulares. Estes MTrPs podem despoletar pontos de gatilho insercionais, que aumentam a hipersensibilidade na borda medial da omoplata (99, 100).
- Padrões de dor referida: A dor referida por PGM nos rombóides está tipicamente localizada na região interescapular do lado afetado, semelhante ao padrão em músculos como o elevador da escápula e os escalenos. Esta dor estende-se frequentemente à fossa supra-espinhosa e pode ser confundida com a síndrome do nervo dorsal da escápula, devido à proximidade da inervação motora (99, 100).
- Sintomas associados (99, 100):
  - O doente pode sentir alterações na sensibilidade da pele que cobre a área afetada.
  - Os sons de crepitação e rangidos são comuns na região.
  - A dor pode aumentar quando o doente está em decúbito homolateral (deitado sobre o lado afetado).
  - Clinicamente, a dor é frequentemente superficial em repouso, sem caraterísticas mecânicas claras.
- Causas de ativação dos PGM: Os PGM nos rombóides não são muito frequentes isoladamente e estão normalmente relacionados com factores posturais. As causas mais comuns incluem posturas de ombros arredondados, mantidas durante longos períodos de tempo, que geram uma sobrecarga muscular considerável. Isto é intensificado quando o ombro é mantido em abdução prolongada ou em flexão a 90 graus. Por sua vez, condições como a escoliose ou o facto de ter sido submetido a uma cirurgia torácica podem agravar esta situação. Além disso, a fraqueza do músculo serrátil anterior contribui para a

instabilidade da região, enquanto o encurtamento de músculos como o peitoral maior limita ainda mais a mobilidade e a função do ombro (99, 100).

- Músculos relacionados (99, 100):
  - Sinérgico: Os levantadores da escápula e o trapézio superior colaboram na elevação da escápula. Os levantadores da escápula e o grande dorsal ajudam na rotação da escápula, enquanto o trapézio medial participa na adução da escápula juntamente com os rombóides.
  - Antagonistas: O serrátil anterior e o peitoral maior actuam em oposição aos rombóides.
- Tratamento PS: O tratamento PS dos rombóides depende da localização dos PGMs. Existem três posições recomendadas para o doente (99, 100):
  - PGM junto ao bordo vertebral da omoplata: Nestes casos, é importante separar a escápula das costelas para introduzir a agulha tangencialmente no tórax, evitando assim o risco de pneumotórax. A posição de decúbito lateral sobre o lado afetado pode ser utilizada para tratar os PGM do romboide menor ou a posição de decúbito ventral, com a mão do doente atrás da cintura, para tratar o romboide maior.
  - PGM na parte central dos rombóides: A melhor opção é colocar o paciente em decúbito ventral e o fisioterapeuta deve palpar a banda tensa do músculo a partir de baixo, dirigindo a agulha o mais tangencialmente possível às costelas. Em todos os casos, recomenda-se uma agulha de 0,25 mm x 25 mm.

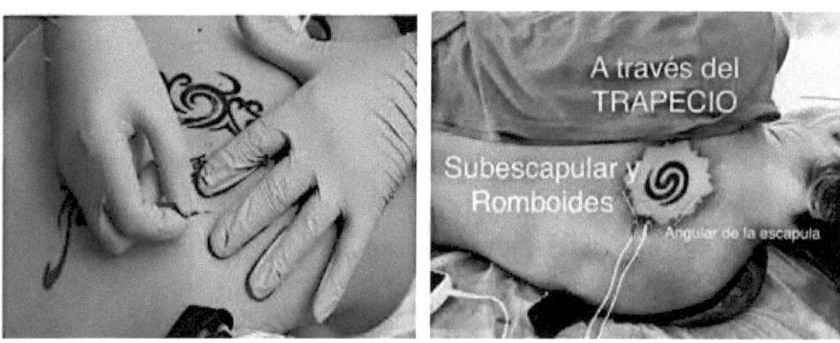

Figura 27. PA para PGM em romboide com o paciente em posição prona (66).

- Riscos e precauções: O risco de pneumotórax pode ser evitado seguindo as diretrizes descritas para o posicionamento do doente e a direção da agulha durante a punção. Para evitar complicações, é essencial uma técnica correta, especialmente no descolamento da omoplata das costelas e na orientação tangencial da agulha (99, 100).

4.4. Músculo do braço, do antebraço e da mão.

4.4.1. Bíceps braquial.

- Localização dos MTrPs: Os pontos de gatilho miofasciais (MTrPs) no músculo bíceps braquial estão normalmente localizados medialmente, e o seu padrão de dor referida tende a projetar-se proximalmente, o que é invulgar em comparação com outros músculos (101, 102).
- Padrões de dor referida: A dor referida mais comum dos PGMs do bíceps ocorre na região deltoide anterior e na fossa ulnar. Ocasionalmente, pode projetar-se para a região supraescapular ou para o trapézio superior. Este padrão de dor superficial do deltoide anterior pode levar a confusão diagnóstica, como uma possível tenossinovite da cabeça longa do bíceps. A palpação do tendão também pode ser dolorosa devido à tensão na área, complicando o diagnóstico diferencial. Adicionalmente, a presença de PGMs na cabeça curta do bíceps pode gerar dor no processo coracoide, embora não seja claro se se trata de dor referida ou de uma entesopatia (PGM insercional) (101, 102).
- Sintomas associados (101, 102):
  - Dor na região anterior do deltoide e na fossa ulnar.
  - A dor pode piorar com actividades que impliquem uma flexão do ombro superior a 90°.
  - O aumento da tensão devido aos PGMs pode levar a entesopatias no tendão do bíceps, causando dor em abduções do ombro entre 15° e 20°.
  - Em casos menos frequentes, pode ocorrer dor no coracoide relacionada com a cabeça curta do bíceps.
- Os PGMs no bíceps podem ser activados de várias formas (101, 102):
  - Mecanismos diretos:
    - Flexão excessiva do cotovelo em supinação (por exemplo, ao carregar cargas com o cotovelo fletido).

  - Actividades repetitivas de supinação (utilização de chaves de fendas).
  - Sobrecarga excêntrica, como quando se segura um corrimão com o cotovelo direito para evitar uma queda.
- Mecanismos indirectos:
  - Afecções da articulação glenoumeral, como a instabilidade anterior.
  - Imobilização prolongada do cotovelo.
  - PGMs em músculos como os escalenos ou o infra-espinhoso, que são frequentemente fundamentais para a ativação e resolução dos PGMs do bíceps.
  - Certas actividades desportivas, como o bowling ou o ténis, favorecem igualmente o desenvolvimento de PGM neste músculo.

- Músculos relacionados: escalenos, infra-espinhoso, coracobraquial, subclávio e braquial (101, 102).
- Tratamento PS: O tratamento com agulhas secas do bíceps braquial é efectuado com o paciente em posição supina, com o ombro em abdução de 45° e o cotovelo em flexão de 45°. O fisioterapeuta posiciona-se lateralmente ao braço do doente (101, 102).
  - Cabeça longa do bíceps: As bandas tensas são palpadas e a agulha é introduzida no sentido ântero-posterior, passando também pelo músculo braquial para tratar possíveis PGM neste músculo. Recomenda-se uma agulha de 0,25 mm x 40 mm.

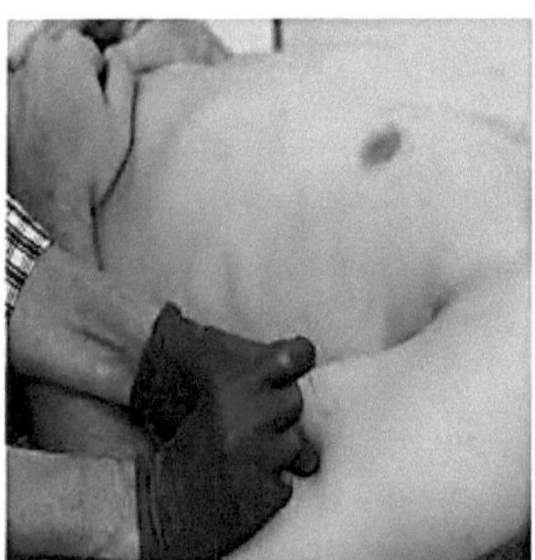

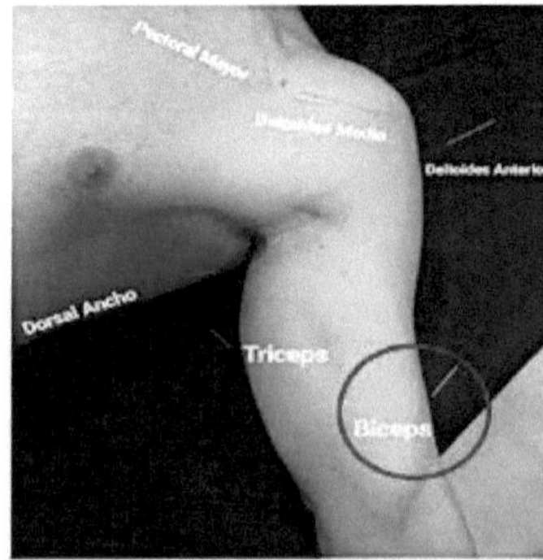

Figura 28. PS para PGM na cabeça longa do bíceps braquial (66).

- Cabeça curta do bíceps: A palpação com pinça é utilizada para isolar a cabeça curta e a agulha é inserida lateralmente-medialmente ou medialmente-lateralmente.

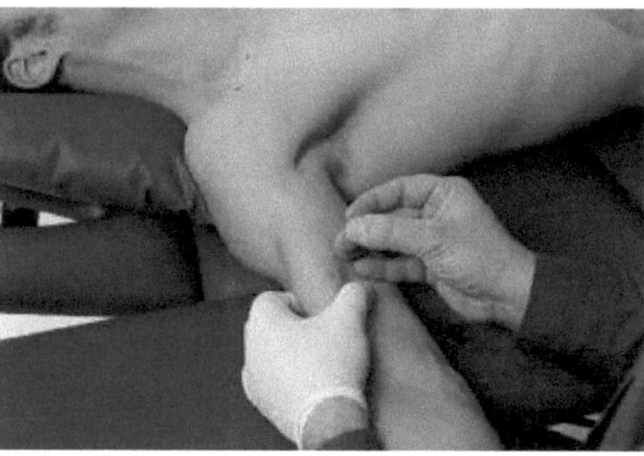

Figura 29. PS para PGM na cabeça curta do bíceps braquial (66).

- Perigos e precauções: Ao realizar o agulhamento seco do bíceps, é importante ter em atenção a proximidade dos nervos radial e mediano, que correm ao longo das bordas lateral e medial, respetivamente, do bíceps e do braquial. Devem ser tomadas precauções para evitar a punção acidental do nervo (101, 102).

4.4.2. Coracobraquial.

- Localização dos MTrPs: Os pontos de gatilho miofasciais (MTrPs) no músculo coracobraquial estão localizados na sua parte central e o seu padrão de dor referida projecta-se principalmente na face anterior do ombro (sobre o deltoide anterior) e na região posterolateral do braço, antebraço e mão, estendendo-se por vezes ao dorso do dedo médio, sem afetar diretamente as articulações do cotovelo e do pulso (103, 104).
- Padrões de dor referida: A dor referida ao aspeto anterior do ombro é frequentemente reproduzida quando o doente traz ativamente a mão para trás. Esta caraterística pode ser confusa para o diagnóstico, uma vez que pode imitar outras doenças do ombro (103, 104).
- Relação com o nervo musculocutâneo: O nervo musculocutâneo passa pelo músculo coracobraquial antes de inervar o bíceps e o braquial. A presença de MMPs no coracobraquial pode resultar em compressão ou aprisionamento do nervo, o que pode levar à atrofia do bíceps e do braquial, perda de força na flexão do cotovelo e até mesmo à diminuição ou abolição do reflexo bicipital. Esta situação

tem sido documentada em casos de hipertrofia coracobraquial (103, 104).

- Sintomas associados (103, 104):
  - Dor na zona anterior do ombro.
  - Dor na face posterolateral do braço, antebraço e mão, podendo estender-se ao dorso do dedo médio.
  - Aprisionamento do nervo musculocutâneo, que pode levar à atrofia e à perda de força dos músculos inervados por este nervo.
- Mecanismos de ativação dos PGMs: Os PGMs no coracobraquial são frequentemente activados secundariamente devido à presença de PGMs noutros músculos funcionalmente relacionados, tais como (103, 104):
  - Agonistas: Peitoral maior, deltoide anterior, cabeça curta do bíceps braquial.
  - Antagonistas: Deltoide posterior, cabeça longa do tríceps, latissimus dorsi, redondo maior.
  - Principais músculos proximais: Escalenos, que podem ser essenciais para a ativação e resolução de PGMs no coracobraquial.
- Músculos relacionados (103, 104):
  - Agonistas e músculos relacionados: deltoide anterior, cabeça curta do bíceps, peitoral maior.
  - Antagonistas e músculos relacionados: latissimus dorsi, redondo maior, cabeça longa do tríceps, deltoide posterior.
- Tratamento PS: O tratamento com agulhas secas do coracobraquial é uma opção terapêutica favorável devido à dificuldade de acesso ao músculo por técnicas manuais conservadoras. Deve ter-se muito cuidado devido à proximidade do feixe neurovascular e à presença do nervo musculocutâneo (103, 104).
  - Posição do doente: O doente deve ser colocado em posição supina, com o ombro em abdução próxima de 90° e em rotação interna, enquanto o antebraço se apoia na maca com o cotovelo em flexão de 90°.
  - Palpação e localização: Para palpar os PGMs do coracobraquial, toma-se como referência a cabeça curta do bíceps, que se encontra caudal à prega axilar anterior e medial ao deltoide anterior. O coracobraquial é

imediatamente dorsal à cabeça curta do bíceps. Diferencia-se pela contração do coracobraquial ao solicitar a adução do ombro, na qual se sente a contração simultânea do bicípite e do coracobraquial. Se não for observada qualquer contração nesta manobra, é muito provável que o feixe neurovascular esteja envolvido.

- Punção: Uma vez localizado o PGM, a banda esticada é estabilizada por palpação plana contra o úmero. Uma agulha de 0,25 mm x 40 mm é introduzida e dirigida paralelamente ao plano da maca, procurando o contacto com o úmero.

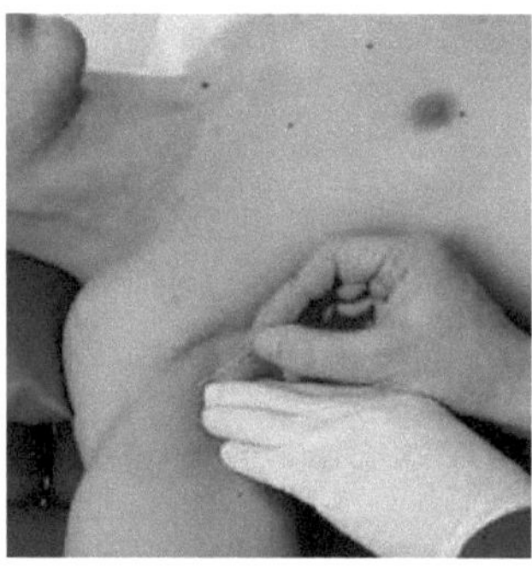

Figura 30: PS em PGM para coracobraquial (66).

- Perigos e precauções: Uma vez que o nervo musculocutâneo atravessa o ventre muscular do coracobraquial, devem ser seguidas as diretrizes habituais para evitar ferir o nervo. O feixe neurovascular, que inclui os nervos mediano e ulnar e a artéria braquial, é dorsal ao coracobraquial, pelo que a orientação medial da agulha deve ser evitada. Para minimizar o risco, deve ser solicitada a adução do ombro para confirmar a contratura do coracobraquial e para garantir que a agulha é dirigida anteroposteriormente e não medialmente em direção ao feixe neurovascular (103, 104).

4.4.3. Tríceps.

Os pontos de gatilho miofasciais (MTrPs) no tríceps braquial podem ser divididos em diferentes zonas, dependendo da cabeça do músculo onde estão localizados. Cada zona projecta um padrão específico de dor referida (105, 106):

- PGM na cabeça longa do tríceps:

- Localizado principalmente na metade proximal do músculo.
- Dor referida da zona do PGM para o aspeto dorsal do ombro e pode estender-se ao trapézio superior.
- A dor pode também estender-se à região do epicôndilo lateral e à parte posterior do antebraço.

- PGM na cabeça lateral do tríceps:
  - Localiza-se geralmente na parte central da cabeça lateral.
  - A dor localiza-se geralmente na zona dos PGM, principalmente na face póstero-lateral do braço.
  - Em alguns casos, a dor pode irradiar para o dorso do antebraço e afetar o quarto e o quinto dedos.
  - Pode ocorrer compressão do nervo radial, causando perturbações sensoriais na parte posterior e lateral do antebraço.
- PGM na cabeça medial do tríceps:
  - Fibras laterais: projectam a dor para o epicôndilo lateral e para a parte lateral do antebraço.
  - Fibras centrais e distais: provocam dor no olécrano (segundo Simons) ou mais frequentemente no epicôndilo medial, consoante os autores.
  - Fibras mediais: causam dor na epitroclea e podem irradiar para a parte interna do antebraço, atingindo por vezes a parte palmar do quarto e quinto dedos.
- Sintomas comuns (105, 106):
  - Dor no epicôndilo lateral e na região ulnar do antebraço e da mão.
  - Dor na zona dorsal do ombro e no trapézio superior.
  - Sensação de fraqueza na extensão do cotovelo.
  - Possibilidade de compressão de um nervo (radial ou ulnar), com perturbações sensoriais.
- Mecanismos de ativação (105, 106):
  - Movimentos que envolvem a extensão repetitiva do cotovelo, como flexões, treino com pesos excessivo, ténis, golfe, boxe ou actividades acrobáticas.
  - Actividades com os braços à frente do corpo sem apoio dos cotovelos (fisioterapia, condução, trabalho de escritório).
  - Ativação indireta por PGMs chave noutros músculos relacionados, como os escalenos, o grande dorsal ou os músculos redondos.

- Agulhamento a seco: O agulhamento a seco é uma técnica recomendada para o tratamento dos PGM do tríceps. Dependendo da cabeça do músculo onde os PGMs estão localizados, é utilizada uma técnica específica para evitar estruturas nervosas próximas, como os nervos radial e ulnar, e deve ser sempre efectuada uma palpação diferencial adequada antes de inserir a agulha (105, 106).
    - Cabeça longa: punção com pinça, com agulha de 0,30 mm x 50 mm.
    - Cabeça lateral e medial: são utilizadas agulhas de 0,25 mm x 40 mm ou 0,30 mm x 40 mm, consoante a localização, evitando estruturas nervosas como o nervo radial ou ulnar.

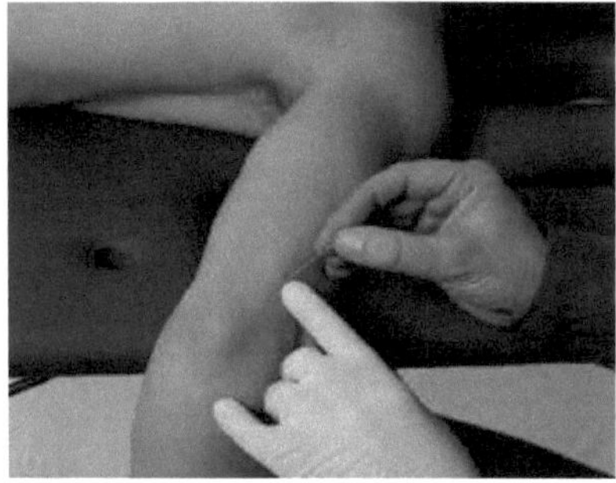

Figura 31. PGM BP da porção inferior do tríceps na posição supina (40, 66).

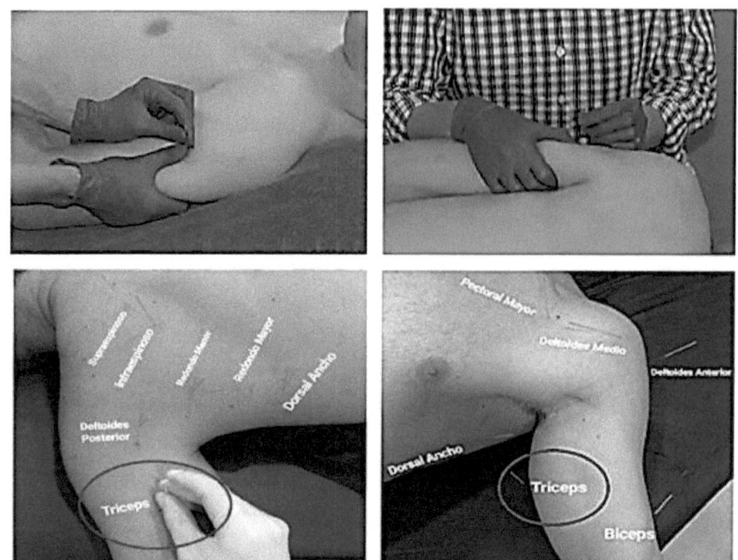

Figura 32. PGM BP do tríceps braquial em decúbito ventral, supino e lateral (66).

- Perigos e precauções: Em certas zonas do tríceps, existe a possibilidade de tocar nos nervos radial e ulnar com a agulha (105, 106).

4.4.4. Anconeo.

- PGMs do anconeus: Os PGMs do músculo anconeus frequentemente relatam dor e hipersensibilidade no aspeto posterior do epicôndilo lateral. Este padrão de dor pode contribuir para casos de epicondilalgia lateral em que a dor está localizada posteriormente, em vez de anteriormente, que é a localização mais comum (107, 108).
- Sintomas (107, 108):
  - Dor localizada na parte posterior do epicôndilo lateral.
  - Sensibilidade ao tato nessa zona.
  - Relação funcional estreita com o tríceps braquial e o extensor dos dedos, que pode amplificar a dor em actividades que envolvam movimentos repetitivos do cotovelo e dos dedos.
- Mecanismos de ativação (107, 108):

- Movimentos repetitivos do dedo indicador: Pode causar a ativação dos PGMs nos tornozelos em pessoas que trabalham longas horas no teclado e no rato.
- Trauma: O anconeus actua como estabilizador do cotovelo em varo, pelo que traumatismos que envolvam forças em varo podem induzir PGMs neste músculo.

- Relações musculares (107, 108):
  - A tensão muscular nos antagonistas, como o bíceps braquial, o braquial e o pronador redondo, que estabilizam o valgo do cotovelo, pode desencadear o aparecimento de MMPs no anconeus.
  - A presença de PGMs no tríceps braquial ou no extensor dos dedos (especialmente no fascículo correspondente ao dedo indicador) também pode ser uma causa de PGMs no anconeus.
- Músculos relacionados (107, 108): Tríceps braquial, extensor dos dedos, bíceps braquial, braquial e pronador redondo
- Anconeus PS: A técnica seguinte é utilizada para tratar PGMs do músculo anconeus com agulhamento seco (107, 108).
  - Posição do doente: Em decúbito dorsal com o ombro ligeiramente abduzido e o cotovelo em flexão de 45°, com o antebraço em pronação apoiado numa almofada. O doente pode também ser colocado em decúbito contralateral com o cotovelo fletido e apoiado no tronco.
  - Localização dos PGM: Os PGM estão localizados ligeiramente caudais ao ponto médio entre o epicôndilo e o olécrano. A banda tensa é estabilizada por palpação plana contra o cúbito.
  - Inserção da agulha: É utilizada uma agulha de 0,25 mm x 25 mm, inserida na direção do bordo lateral do cúbito.

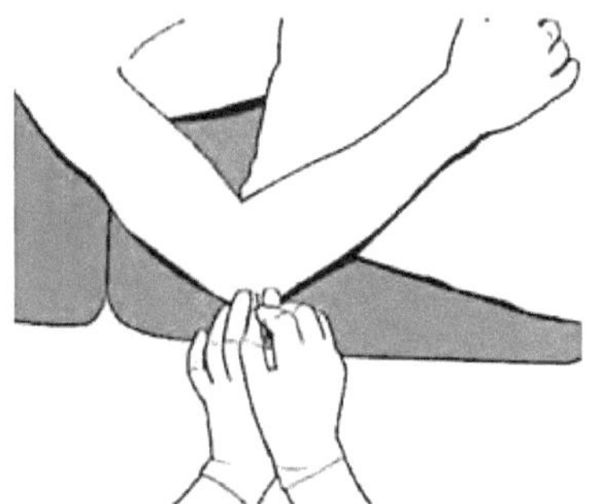

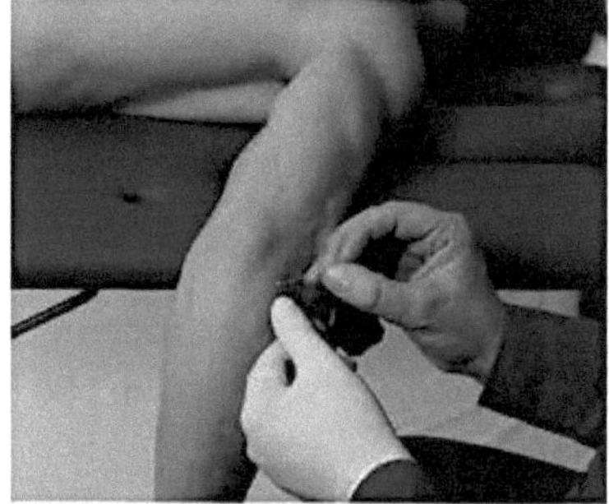

Figura 33. PS no PGM do anconeus em decúbito dorsal e prono (40, 66).

- Perigos e precauções (107, 108):
  - Risco: Ao puncionar este músculo, existe o risco de tocar no nervo cutâneo posterior do antebraço, que é um ramo do nervo radial e que, por vezes, passa sobre o anconeus.
  - Precaução: É importante ter cuidado durante a inserção da agulha, especialmente nos primeiros milímetros de avanço, para evitar o contacto com o nervo.
- Recomendações: Identificar o nervo por palpação, evitar a punção e manter uma inserção controlada e gradual, observando a reação do doente.

4.4.5. Braquiorradialis.

- PGMs do Braquiorradial: Os PGMs do Braquiorradial relatam dor e hipersensibilidade no epicôndilo lateral e projectam a dor para a base do polegar e para o primeiro espaço interdigital. Este músculo está frequentemente associado a casos de epicondilalgia lateral e a sua contribuição para a dor pode ser significativa em actividades que exijam flexão repetitiva do cotovelo (109, 110).
- Sintomas: Dor e hipersensibilidade no epicôndilo lateral, projeção da dor para a base do polegar e para o primeiro espaço interdigital, tensão e sensibilidade no antebraço proximal (109, 110).
- Mecanismos de ativação (109, 110):
  - Sobrecarga na flexão do cotovelo: As actividades que envolvem movimentos repetidos ou cargas excessivas na flexão do cotovelo podem ativar os PGM do braquiorradial.
  - Fracturas do terço distal do rádio: Neste tipo de fratura, o braquiorradial pode contribuir para a deslocação do fragmento ósseo e, por sua vez, desenvolver PGM.
  - Relação com outros músculos: O braquiorradial partilha frequentemente PGMs com os músculos supinador, extensor radial longo do carpo e extensor radial curto do carpo, contribuindo para o quadro de epicondilalgia lateral.
  - Dor referida a partir de músculos proximais: os PGMs em músculos como o infra-espinhoso, supra-espinhoso ou escalenos podem gerar PGMs secundários no braquiorradial.

- Músculos relacionados: Supinador, extensor radial longo do carpo, extensor radial curto do carpo (109, 110).
- Braquiorradialis PS: O procedimento seguinte é utilizado para efetuar o agulhamento seco do braquiorradialis (109, 110).
  - Localização muscular: O ventre muscular do braquiorradial pode ser evidenciado solicitando a flexão do cotovelo contra resistência com o antebraço em pronação neutra. É um músculo fácil de palpar, em pinça ou plano, comprimindo contra o rádio.
  - Posição do doente: O doente deve estar em posição supina, com o ombro ligeiramente abduzido e o cotovelo fletido a cerca de 45°.
  - Tamanhos de agulha: Para a punção em pinça, é utilizada uma agulha de 0,25 mm x 25 mm. Para a punção plana, recomenda-se uma agulha de 0,25 mm x 40 mm. Neste caso, o rádio é utilizado como referência e o contacto com o osso indicará que tanto o braquiorradial como o extensor radial longo do carpo foram atravessados.
  - Técnica:
    - Punção com pinça: O PGM é colocado na pinça e a agulha é dirigida de um lado do músculo para os dedos do lado oposto.
    - Punção plana: Recomenda-se a palpação plana para comprimir o músculo contra o rádio e orientar a punção para o osso.

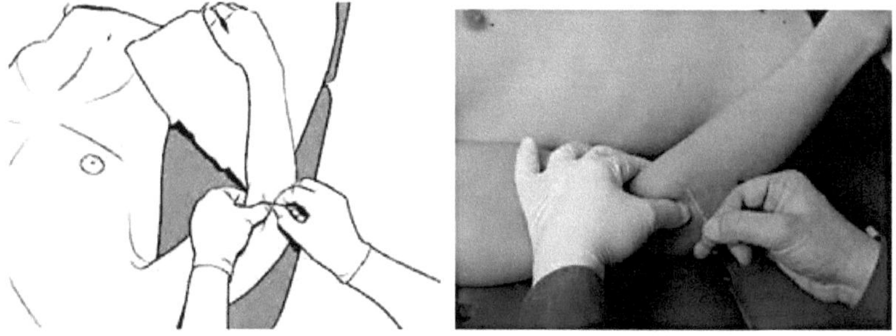

Figura 34. PS em PGM para braquiorradialis (40, 66).

- Perigos e precauções: O ramo superficial do nervo radial corre ao longo do aspeto póstero-medial do músculo, mas é improvável que a agulha entre em contacto com ele se for utilizada a abordagem com pinça. No entanto, devem ser seguidas as medidas habituais para evitar complicações, especialmente durante os primeiros milímetros de inserção da agulha (109, 110).

4.4.6. Extensor radial do carpo radial longo.

- MTP do extensor radial longo do carpo: Localização e acesso: Os MTP deste músculo podem ser palpados diretamente em pinça ou, mais profundamente, atrás do braquiorradial. A palpação em pinça é ideal para identificar o músculo e diferenciá-lo do braquiorradial, pois obtêm-se respostas locais de twitch (REL) à palpação súbita em pinça (111, 112).
- Padrão de dor referida: O padrão de dor mais comum envolve o epicôndilo lateral e o dorso da mão, especificamente na área da caixa de rapé anatómica. O doente com MMP neste músculo sente frequentemente dor durante a preensão da mão, o que é caraterístico da epicondilalgia lateral. Esta dor pode aumentar durante as actividades manuais, como segurar objectos pesados ou utilizar ferramentas, mesmo em movimentos simples como abrir uma porta ou pegar num copo (111, 112).
- Sintomas (111, 112):
  - Dor e fraqueza ao agarrar e estender o pulso.
  - Rigidez e dificuldade em fletir o pulso.
  - Dor ao agarrar objectos ou ao fazer movimentos de preensão (agarrar) com a mão.
  - Fraqueza visível na mão e no antebraço.
  - Dor em repouso nos casos graves.
- Mecanismos de ativação (111, 112):
  - Actividades manuais repetitivas: As acções que envolvem força manual constante ou repetida, como o trabalho numa fábrica, a limpeza ou a utilização prolongada de um teclado, podem ativar os PGM. Também é comum em actividades que envolvem agarrar com força, como a utilização de raquetes, chaves de fendas ou facas de talho.
  - Sobrecarga muscular: Tanto a sobrecarga muscular aguda como a crónica podem gerar PGMs no extensor radial longo do carpo.
  - Mecanismos indirectos: As patologias cervicais (hérnia discal, disfunções da articulação cervical) e os PGM dos músculos do pescoço e do ombro (especialmente os escalenos, o infra-espinhoso e o supra-espinhoso) também podem ativar estes pontos de gatilho.

- Músculos relacionados: extensor radial curto do carpo, braquiorradial, extensor dos dedos, tríceps braquial, supinador, escalenos, infra-espinhoso, supra-espinhoso (111, 112).
- PS do músculo extensor radial longo do carpo (111, 112).
    - Posição do doente: O doente deve estar em posição supina, com o cotovelo ligeiramente fletido e o antebraço em pronação.
    - Palpação do músculo: O PGM é palpado com uma pinça, e está normalmente localizado a cerca de 4 cm caudal ao epicôndilo lateral. A punção é feita dirigindo a agulha de um lado do músculo para os dedos opostos, numa direção antero-posterior.
    - Tamanho da agulha: Recomenda-se uma agulha de 0,25 mm x 40 mm tanto para a punção com pinça (método recomendado) como para a palpação plana.
    - Técnica:
        - Punção com pinça: Esta é a técnica mais precisa e recomendada. O músculo é pinçado e a agulha é inserida na direção dos dedos do lado oposto.
        - Furo: Esta é uma opção alternativa, embora menos precisa.

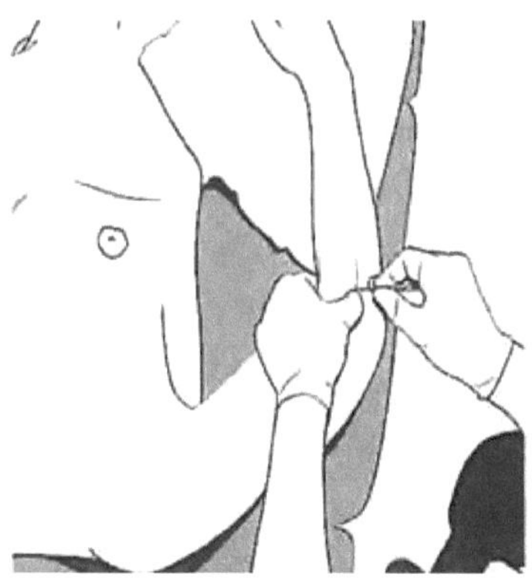

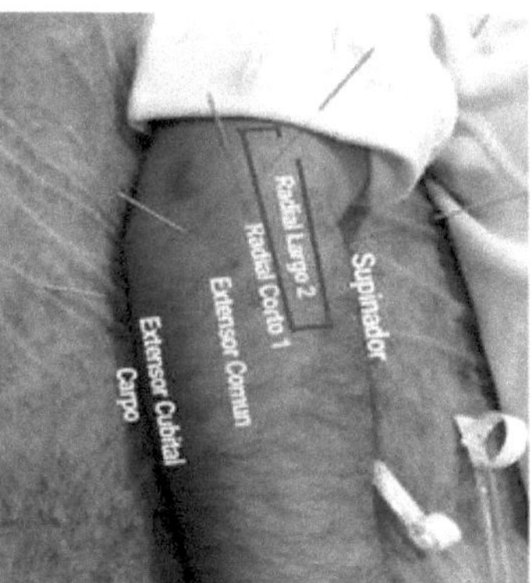

Figura 35. PS em PGM do extensor radial longo do carpo (40).

- Perigos e precauções: Ramo superficial do nervo radial: Embora seja pouco provável que seja tocado pela agulha durante a punção com pinça, este nervo corre ao longo da face posteromedial do músculo braquiorradial e situa-se medialmente ao extensor radial longo do carpo. No entanto, é importante ter cuidado ao efetuar a punção, seguindo as regras habituais para evitar complicações (111, 112).

4.4.7. Extensor radial do carpo radial curto.

- MTPs no extensor radial curto do carpo: Os MTPs deste músculo estão localizados entre o extensor radial longo do carpo e o extensor radial longo do carpo. Com uma palpação súbita, pode ser induzida uma resposta de contração local (REL) que facilita a sua identificação (113, 114).
- Padrão de dor referida: O padrão de dor referida inclui o dorso da mão e o punho. No entanto, na experiência dos autores do texto, o padrão mais comummente observado inclui principalmente a zona epicondilar, reproduzindo a dor caraterística dos doentes com epicondilalgia lateral em 83,3% dos casos (113, 114).
- Sintomas: Dor e fraqueza ao agarrar e estender o pulso, dificuldade em fletir o pulso devido à rigidez, dor ao agarrar objectos como óculos, ao abrir portas ou ao realizar qualquer movimento manual de preensão. Nos casos mais graves, pode haver dor em repouso (113, 114).
- Mecanismos de acionamento: Os mecanismos de desencadeamento diretos incluem actividades repetitivas que requerem força manual constante ou pressão prolongada, como o trabalho fabril, a limpeza ou a utilização de ferramentas manuais. Mecanismos indirectos como no extensor radial longo do carpo, condições cervicais ou PGMs em músculos relacionados (como o braquiorradial, o extensor dos dedos e os músculos do pescoço e do ombro) podem contribuir para a ativação do ponto de gatilho neste músculo (113, 114).
- Músculos relacionados: extensor radial longo do carpo, braquiorradial, extensor dos dedos, tríceps braquial (113, 114).
- PS do músculo extensor radial curto do carpo (113, 114):
  - Posição do doente: O doente deve estar em posição supina, com o cotovelo em ligeira flexão e o antebraço em pronação.
  - Palpação do músculo: é efectuada logo atrás do extensor radial longo do carpo, com o objetivo de provocar uma resposta local de espasmo (REL) que permita localizar o PGM. O ponto de gatilho é geralmente localizado mais caudal do que no extensor radial longo do carpo. O PGM é agarrado entre os dedos indicador e médio antes da inserção da agulha.
  - Tamanho da agulha: É utilizada uma agulha de 0,25 mm x 40 mm para atravessar o músculo na direção anterior-posterior.

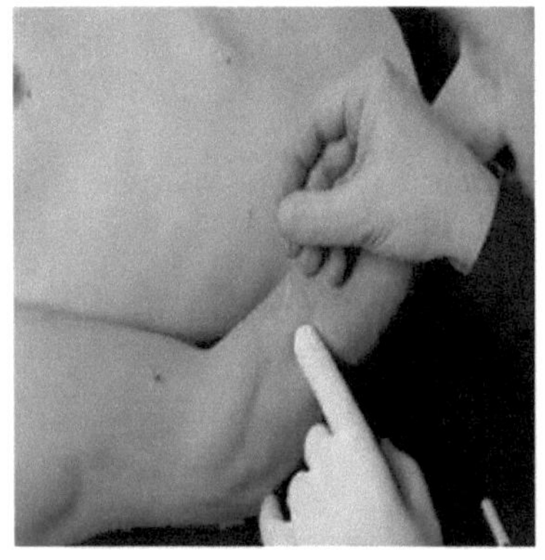

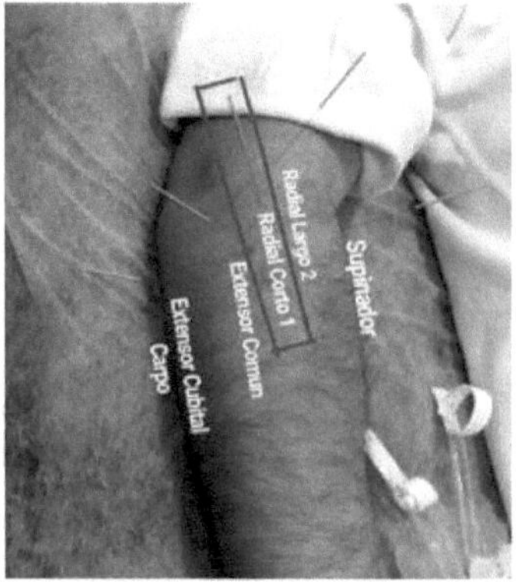

Figura 36. PS em PGM do extensor radial curto do carpo (66).

- Perigos e precauções: O nervo cutâneo posterior do antebraço passa por cima do músculo, pelo que se deve ter o cuidado de evitar a punção deste nervo. O nervo radial superficial passa por baixo do músculo braquiorradial e está afastado do extensor curto do polegar, o que torna improvável uma punção acidental. No entanto, devido a possíveis variantes anatómicas, recomenda-se que sejam seguidas as precauções habituais na punção de áreas próximas de nervos (113, 114).

4.4.8. Extensor ulnar do carpo ulnar.

- Localização e palpação dos PGMs: Os PGMs do músculo extensor ulnar do carpo localizam-se imediatamente lateral à borda ulnar do extensor dos dedos. Estes pontos de gatilho são acessíveis à palpação plana, alguns centímetros abaixo do epicôndilo lateral, dorsal à borda óssea da ulna (115, 116).
- Padrão de dor referida: A dor referida descrita inclui o lado ulnar do dorso do punho. No entanto, verifica-se que também pode ser referida para a inserção proximal, afectando a ponta e a parte posterior do epicôndilo, com um padrão semelhante ao do músculo anconeus. Nestes casos, o extensor ulnar do carpo pode estar envolvido numa rara epicondilalgia lateral, em que a dor se localiza atrás do epicôndilo (115, 116).
- Sintomas clínicos (115, 116):

- Dor durante a contração de encurtamento, ou seja, extensão voluntária do pulso resistida, especialmente quando associada a desvio ulnar.
- O diagnóstico mais comum para pacientes com síndrome de dor miofascial (SPM) neste músculo é a tendinopatia do extensor ulnar do carpo.

- Mecanismos de ativação de PGM (115, 116):
  - Mecanismos diretos: Os PGM neste músculo são menos comuns e são normalmente activados devido a traumatismos graves (como fracturas da ulna), cirurgias do cotovelo ou grandes sobrecargas em desportos como a canoagem ou exercícios de musculação.
  - Mecanismos indirectos: Incluem condições cervicais (hérnia discal, disfunções articulares), PGMs em músculos como os escalenos, serratus posterosuperioris, ou capsulite adesiva.
- Músculos associados: extensores radiais do punho, extensor dos dedos, serrátil póstero-superior, escalenos, agulhamento seco do músculo extensor ulnar do carpo, posição do doente o doente está deitado em decúbito dorsal, com o antebraço em pronação e a palma da mão apoiada na mesa, com o cotovelo ligeiramente fletido (115, 116).
- Palpação do músculo: Palpar apenas ulnar ao extensor do dedo mindinho e extensor dos dedos, e dorsal ao bordo ósseo do cúbito. Recomenda-se localizar primeiro o bordo ulnar e depois palpar o músculo imediatamente atrás dele (115, 116).
- Tamanho da agulha: Nos adultos, é utilizada uma agulha de 0,25 mm x 25 mm. O músculo é atravessado na direção do osso e também na direção ulnar para radial (115, 116).

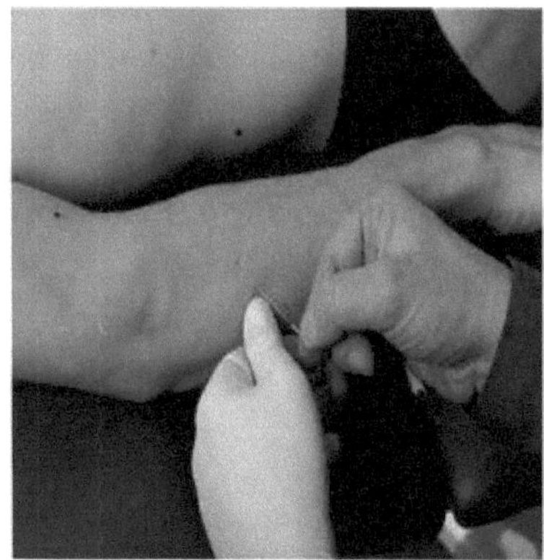

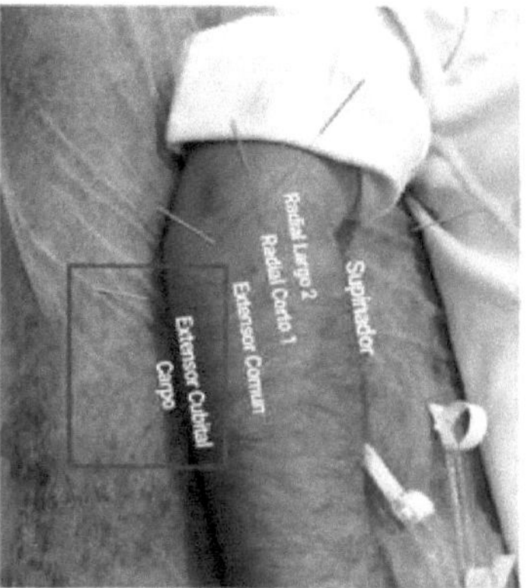

Figura 37. PS em PGM para o extensor ulnar do carpo (66).

- Precauções: Embora o feixe neurovascular radial e o nervo ulnar estejam normalmente fora do alcance da agulha, existe um risco moderado de punção do nervo interósseo posterior se a agulha atingir a inserção do músculo supinador. Devem ser tomadas as precauções habituais para evitar esta punção, especialmente se se trabalhar perto de nervos importantes (115, 116).

4.4.9. Extensor dos dedos e extensor do dedo mindinho.

- Localização e palpação dos PGMs: Os PGMs do músculo extensor extensor dos dedos são facilmente identificados pela palpação. Estão distribuídos nas fibras correspondentes a cada dedo e a sua identificação é facilitada pela localização da banda tensa universal correspondente ao terceiro dedo (117, 118).
- Padrão de dor referida: A dor referida projecta-se ao longo do dorso do dedo afetado, afectando as articulações metacarpofalângicas e interfalângicas proximais, mas não atinge a última falange. O padrão de extravasamento inclui o dorso do antebraço e da mão, estendendo-se do PGM para o dedo correspondente. No dedo médio, a dor pode irradiar para a zona ventral do punho. Os PGMs nas fibras do quarto e quinto dedos podem causar dor no epicôndilo, embora, segundo os autores do texto, esta dor também possa ter origem nas fibras do dedo médio (117, 118).
- Sintomas clínicos (117, 118):

- Dor e rigidez nas articulações afectadas dos dedos, especialmente nas articulações metacarpofalângicas e interfalângicas proximais.
- Sensação de fraqueza na preensão, especialmente se as fibras afectadas estiverem no terceiro dedo.
- Cãibras nos dedos ao realizar actividades manuais, como apertar as mãos, levantar objectos ou utilizar um teclado de computador.
- Dor durante as actividades que exigem uma preensão firme, com dor em repouso e dor nocturna que desperta o doente nos casos mais graves.

- Diagnósticos associados comuns: O doente com PGM neste músculo é frequentemente diagnosticado erradamente com epicondilalgia lateral, osteoartrite ou artrose dos dedos (117, 118).
- Mecanismos de ativação de PGM (117, 118):
  - Mecanismos diretos: Estes pontos de gatilho são activados pelo uso excessivo e enérgico dos dedos em actividades como tocar piano, trabalho de escritório (escriturário) ou pressões manuais repetitivas e fortes (tenistas, mecânicos, talhantes).
  - Mecanismos indirectos: Incluem condições cervicais (hérnia discal, disfunções da articulação cervical), a presença de PGMs em músculos vizinhos ou sinérgicos, como os escalenos, serratus posterosuperioris, extensores radiais do carpo, braquiorradial, tríceps braquial e supinador.
- Músculos relacionados: extensor radial longo e curto do carpo, braquiorradial, tríceps braquial, supinador, escalenos, serratus posterosuperioris, agulhamento seco do músculo extensor dos dedos (117, 118).
- PS (117, 118):
  - Posição do doente: O doente deve ser colocado em posição supina, com o antebraço em pronação e a mão relaxada. O cotovelo deve estar ligeiramente fletido.
  - Identificação dos PGM: A localização dos PGM é efectuada por palpação plana, tendo como referência a banda tensa correspondente às fibras do terceiro dedo.
  - Tamanho da agulha: Recomenda-se uma agulha de 0,25 mm x 40 mm para a punção, embora possa ser utilizada uma agulha de 0,25 mm x 25 mm em casos de antebraços pouco musculados.

- Técnica de punção: A punção deve ser feita até ao contacto com o osso rádio como referência. Esta técnica permite atravessar a parte posterior do músculo supinador, cujos PGMs podem ser encontrados imediatamente abaixo do extensor digital e são relevantes nos casos de epicondilalgia lateral.

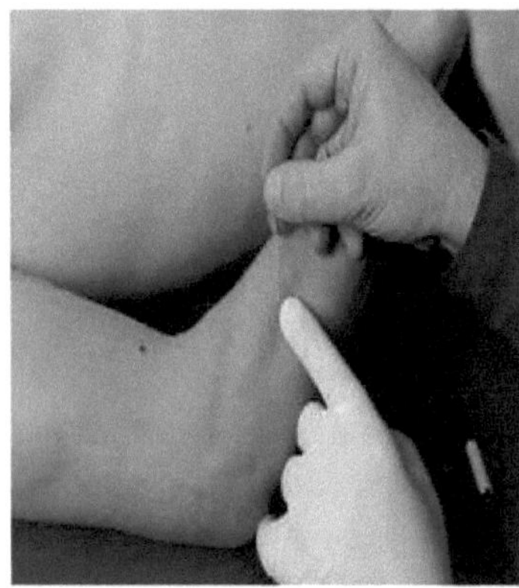

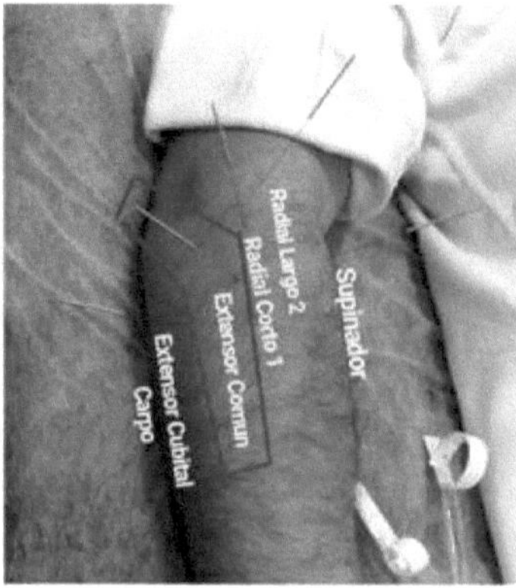

Figura 38. PS em PGM do extensor longo dos dedos (66).

- Precauções: Existe o risco de punção do nervo interósseo posterior (ramo profundo do nervo radial) ao cruzar as duas cabeças do músculo supinador. Por conseguinte, devem ser tomadas as precauções habituais nestes casos (117, 118).

4.4.10. Extensor de índice.

- Localização e caraterísticas: O músculo extensor dos dedos está localizado no terço distal do antebraço, entre o rádio e a ulna, e é coberto pelos tendões dos extensores dos dedos. Os PGMs localizam-se na parte medial do ventre muscular e referem dor no lado radial do dorso do punho, especialmente na área onde o seu tendão e a sua junção miorendinosa cruzam o punho. Geralmente, a dor não se irradia para os dedos (119, 120).
- Sintomas clínicos (119, 120):
  - Dor e rigidez nos movimentos activos de extensão do pulso e do dedo indicador.
  - Os PGMs do extensor do índice raramente ocorrem isoladamente; são frequentemente uma sequela dolorosa que persiste no punho

após a remoção de PGMs noutros músculos extensores do punho e dos dedos.

- Músculos relacionados: Os PGMs do extensor do indicador estão relacionados com o resto dos músculos extensores do pulso e dos dedos (119, 120).
- PS (119, 120):
  - Posição do doente: O doente é colocado em posição supina, com o antebraço em pronação e o cotovelo ligeiramente fletido. A mão deve estar relaxada e apoiada na mesa de tratamento.
  - Identificação dos PGM: Dada a sua localização sob os tendões extensores, pode ser difícil identificar as bandas apertadas. Por conseguinte, procure um ponto extremamente doloroso no terço distal do antebraço, entre o cúbito e o rádio.
  - Técnica de punção: Recomenda-se uma agulha de 0,25 mm x 25 mm. A agulha é preferencialmente orientada na direção do cúbito para evitar atravessar demasiado fundo a membrana interóssea.

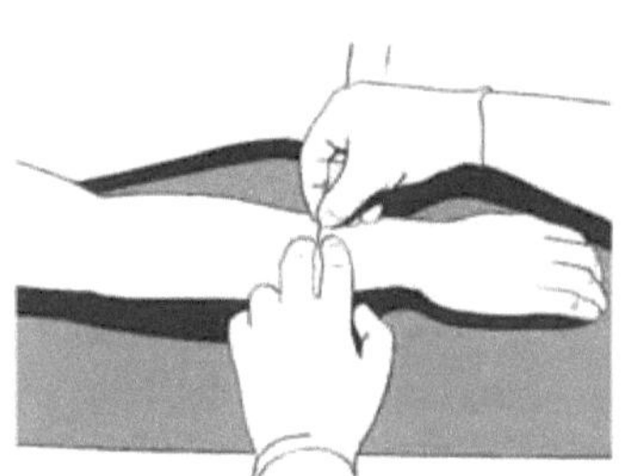 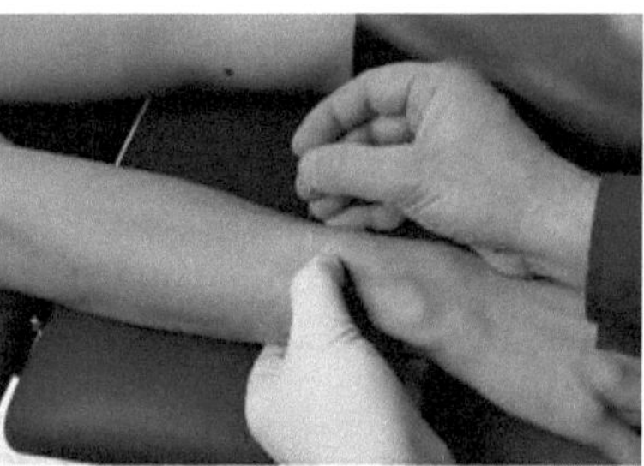

Figura 39. PS em PGM do extensor do índice (40, 66).

- Precauções durante a punção: Existe um risco muito reduzido de contacto superficial com o nervo cutâneo medial do antebraço, pelo que se deve avançar a agulha com cuidado, especialmente nos primeiros milímetros da sua inserção. A nível superficial, também se deve ter o cuidado de evitar as veias superficiais que possam estar presentes. A orientação da agulha para o cúbito minimiza o risco de atravessar a membrana interóssea e de entrar em contacto com o nervo mediano. No entanto, existe sempre a possibilidade de atravessar estruturas como as artérias interósseas anterior e posterior. Por isso, é importante manter uma boa isquémia durante a punção e efetuar uma hemostase adequada no final do procedimento (119, 120).

4.4.11. Supinador.

- Localização dos PGMs (121, 122):
  - Zonas PGM: Duas zonas PGM são identificadas no músculo supinador:
  - Zona mais frequente: Situada na face anterior do antebraço, perto da inserção na face ventral do rádio. Esta zona é acessível à palpação, mesmo ao lado da inserção do tendão do bíceps na tuberosidade bicipital do rádio.
  - Área de inserção: Localizada na face posterior do músculo, atrás do rádio, e coberta pelos músculos extensor ulnar do carpo e extensor dos dedos, o que dificulta a palpação direta.
- Dor referida: O padrão de dor mais comum associado ao músculo supinador é descrito como uma dor que irradia para o epicôndilo lateral e suas proximidades, tanto anterior como posteriormente, bem como para a face dorsal da primeira comissura interdigital. Embora se considere que este músculo contribua para a epicondilalgia lateral, a experiência clínica dos autores deste texto sugere que o seu envolvimento não é tão prevalente como se tem afirmado, havendo um estudo que indica uma taxa de envolvimento de 50% em doentes com diagnóstico de entesopatia epicondilar lateral (121, 122).
- Mecanismos de ativação: Os PGM do músculo supinador podem ser activados durante actividades que envolvam a supinação forçada do cotovelo, como jogar ténis, carregar malas ou qualquer ação que exija um esforço significativo do cotovelo com o antebraço em pronação (por exemplo, abrir frascos, apertar as mãos). A dor pode persistir mesmo em repouso após a ativação (121, 122).
- Sintomas clínicos: dor epicondilar que ocorre durante contracções vigorosas do músculo e que permanece presente mesmo em repouso (121, 122).
- Músculos relacionados: extensores radiais do carpo, braquiorradial, extensor dos dedos, braquial, tríceps, bíceps braquial e palmar longo (121, 122).
- PS (121, 122):
  - Posição do doente: O doente é colocado na posição supina, com o cotovelo estendido e o antebraço supinado.
  - Localização do PGM: O músculo é palpado lateralmente à inserção do tendão do bíceps braquial na tuberosidade do rádio, separando

para fora a massa muscular do extensor radial longo do carpo e do braquiorradial.

- Técnica de punção: Embora possa ser difícil de localizar devido à sua profundidade, é normalmente sentido um nódulo doloroso quando se pressiona longitudinalmente em direção ao rádio. Uma vez localizado, o PGM é fixado entre os dedos contra o rádio e puncionado com uma agulha de 0,25 mm x 40 mm, procurando o contacto com o rádio como referência.
- Opções de localização do PGM
  - Opção 1: Incluir a inclinação lateral da agulha para sondar na direção do raio, permitindo-lhe passar através da parte do músculo com maior probabilidade de conter o PGM.
  - Opção 2: Manter a direção ântero-posterior da agulha enquanto se pede ao doente para efetuar movimentos milimétricos de pronação, o que ajuda a aceder às áreas laterais do músculo supinador, que é ligeiramente esticado durante a rotação.
  - Recomendação: Optar pela segunda opção reduz o risco de punção do nervo cutâneo lateral do antebraço em comparação com a primeira opção.

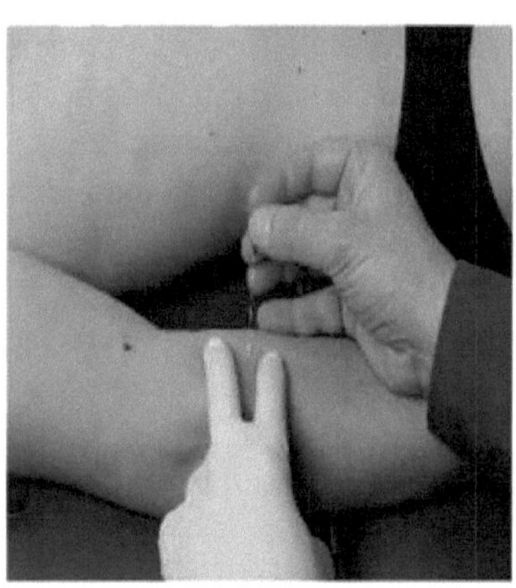

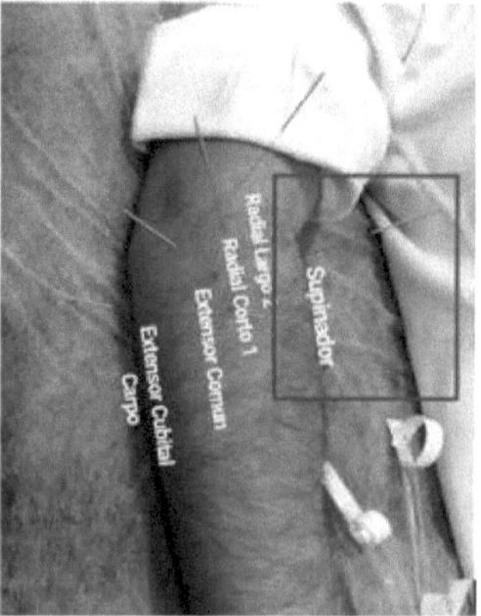

Figura 40. PS em PGM do supinador (66).

- Perigos e precauções: A punção do músculo supinador apresenta o risco de afetar o nervo interósseo posterior (ramo profundo do nervo radial). Durante a punção das zonas anteriores, existe também o risco de contacto com o nervo cutâneo lateral do antebraço e o nervo radial superficial. Se a agulha for dirigida demasiado para a parte medial, também pode haver o risco de afetar o nervo mediano (121, 122).

4.4.12. Pronador redondo.

- Localização das PGM: O pronador redondo é um músculo da face volar do antebraço caracterizado pela sua arquitetura peniforme. O rácio entre o comprimento das suas fibras e o comprimento total do músculo é baixo, o que dificulta a identificação de bandas apertadas, embora seja mais fácil localizar zonas sensíveis que indicam a presença de MMPs em diferentes alturas do músculo (123, 124).
- Padrão de dor referida: Segundo Simons et al. o padrão de dor referida do pronador redondo estende-se pela área radial da face anterior do punho e antebraço. No entanto, a experiência clínica dos autores sugere que o padrão mais comum se localiza na área de inserção do músculo na epitróclea, sendo responsável pela dor a este nível juntamente com outros músculos como o tríceps e o peitoral maior (123, 124).
- Sintomas clínicos: Os doentes com PGM do pronador redondo têm dificuldade em supinar a mão com o cotovelo estendido (123, 124).
- Mecanismos de ativação (123, 124):
  - Sobrecargas mecânicas: Os PGM podem ser activados por sobrecargas relacionadas com as acções de pronação e flexão do cotovelo, tipicamente observadas em desportos como o ténis.
  - Traumatismos: Lesões como as fracturas do cotovelo (especialmente da cabeça do rádio) ou do punho são causas frequentes de ativação dos PGM neste músculo.
  - Condições patológicas: Os PGM no pronador redondo também foram identificados em associação com trombose linfática superficial, especialmente em doentes que foram submetidas a linfadenectomia por cancro da mama.
  - Relação com outros músculos: A localização do pronador redondo na área de dor referida de outros músculos, como o peitoral maior e menor e o tríceps braquial, pode ser uma causa de ativação e perpetuação dos seus PGMs.
- PS (123, 124):
  - Posição do doente: O doente deve ser colocado em posição supina com o antebraço supinado.

- Localização do PGM: Localize o PGM e fixe-o entre os dedos.
- Técnica de punção: Utiliza-se uma agulha de 0,25 mm x 25 mm para antebraços finos, ou de 0,30 mm x 40 mm para antebraços maiores.

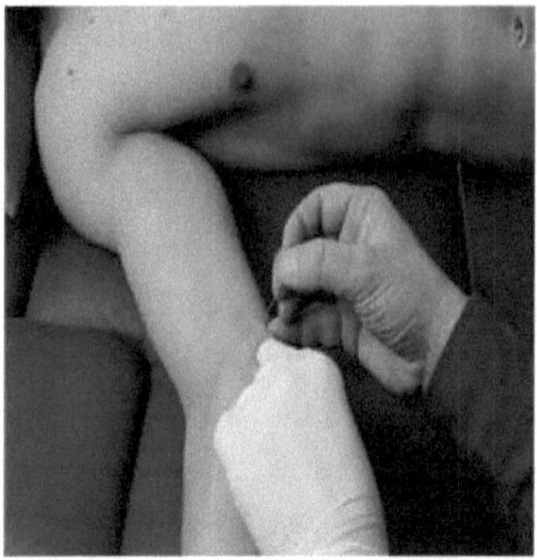

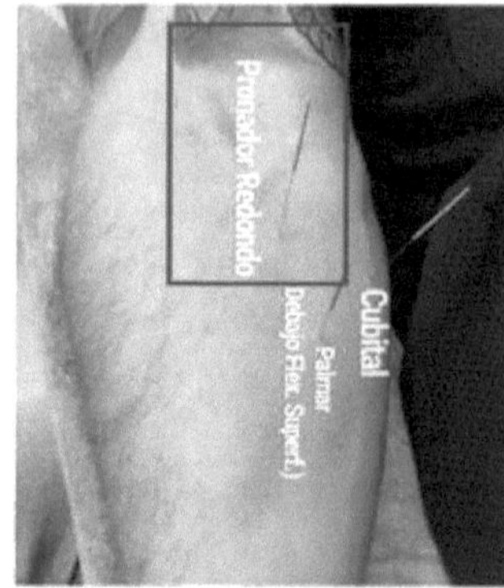

Figura 41. PS em PGM do pronador redondo (66).

- Perigos e precauções: Risco de punção do nervo mediano, este nervo passa entre as duas cabeças do músculo pronador redondo. Para evitar uma punção acidental. É essencial estar atento à localização da agulha para evitar complicações (123, 124).

4.4.13. Flexor ulnar do carpo ulnar.

- Anatomia e localização dos PGMs: O flexor ulnar do carpo tem uma estrutura bipeniforme, o que permite que a sua banda de inervação corra longitudinalmente. Isto significa que os PGMs podem ser localizados em qualquer altura do músculo, incluindo áreas próximas das zonas de junção miorendinosa (125, 126).
- Padrão de dor referida: A dor referida projecta-se na zona onde o tendão do músculo cruza o punho e na sua inserção no pisiforme. Este padrão é reproduzido durante a contração do músculo, nomeadamente durante a flexão com inclinação ulnar. Este facto faz com que o diagnóstico mais provável nestes casos seja a tendinopatia do flexor ulnar do carpo (125, 126).
- Relação com outros músculos: Foi observado que os PGM deste músculo podem estar relacionados com a dor na área epitroclear. No entanto, não é claro se isto representa um padrão de dor diferente ou

se é uma dor relacionada com os PGMs de inserção. A ativação dos PGMs pode ser causada por (125, 126):

- Mecanismos diretos: Sobrecarga mecânica, como a provocada pela execução de certos movimentos.
- Mecanismos indirectos: Ativação dos PGM de outros músculos como o peitoral menor, o latissimus dorsi ou o serratus posterosuperioris.

- PS (125, 126):
  - Posição do doente: O doente deve estar em posição supina, com o ombro em ligeira abdução e rotação externa e o cotovelo estendido.
  - Localização do PGM: O PGM deve ser localizado e protegido contra a perfuração.
  - Técnica de punção: É utilizada uma agulha de 0,25 mm x 40 mm, direcionada para o PGM.

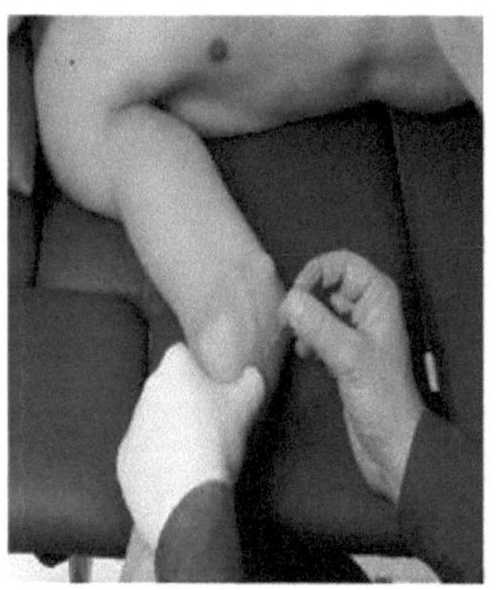

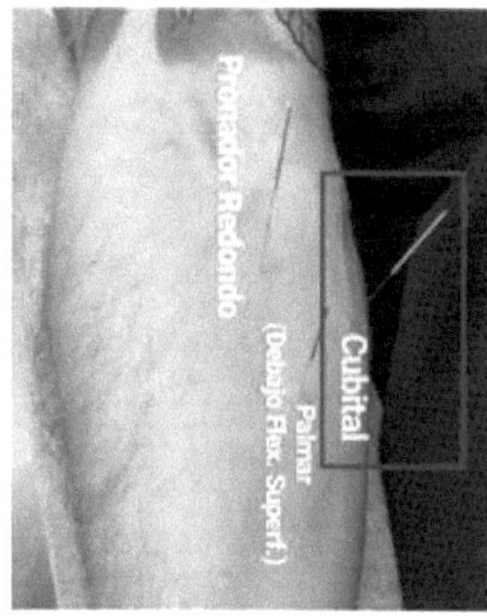

Figura 42. PS em PGM do flexor ulnar do carpo (66).

- Riscos e precauções: Risco de punção do nervo ulnar: este nervo passa perto do flexor ulnar do carpo. A manutenção de uma abordagem cuidadosa da técnica de punção é vital para evitar complicações (125, 126).

4.4.14. Flexor radial do carpo.

- Padrão de dor referida: Radial carpal flexor carpi radialis PGMs relatam dor na área onde o seu tendão cruza o pulso, particularmente nas áreas volar e radial do pulso. Esta dor tende a ocorrer durante os movimentos activos de flexão do punho, levando frequentemente a um diagnóstico de tendinite do punho (127, 128).

- Dificuldades funcionais: Os doentes com PGM neste músculo podem ter problemas quando utilizam ferramentas como tesouras grandes ou tesouras, normalmente utilizadas na jardinagem (127, 128).
- Palpação e localização: A palpação dos PGMs do flexor radial do carpo é relativamente simples. Embora possa ser difícil identificar estruturas no aspeto volar do antebraço, este músculo é facilmente localizado usando o pronador redondo como referência, uma vez que é subcutâneo e está no lado ulnar do pronador redondo (127, 128).
- Ativação de PGMs (127, 128):
  - Causas diretas: Os PGMs podem ser acionados por:
    - Sobrecargas relacionadas com a preensão de ferramentas finas (por exemplo, ferramentas de carpintaria).
    - Utilização de tacos de esqui ou de golfe.
    - Traumatismos mais graves, como uma fratura do cotovelo.
  - Causas indirectas: A ativação também pode ser devida a PGMs chave noutros músculos, como o peitoral menor ou em músculos que incluem a área de dor referida, como o serrátil anterior ou o tríceps braquial. Isto é especialmente relevante quando existem ligações biomecânicas com outros músculos, como o pronador redondo e o palmar longo.
- PS (127, 128):
  - Posição do doente: O doente deve estar em posição supina, com o cotovelo estendido e o antebraço supinado.
  - Localização dos PGM: Os PGM do músculo são palpados e fixados para punção.
  - Técnica de punção: É utilizada uma agulha de 0,25 mm x 25 mm ou maior, consoante a espessura do antebraço.

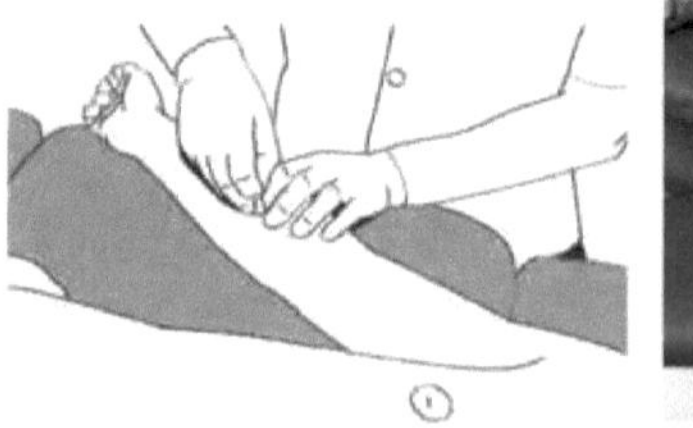
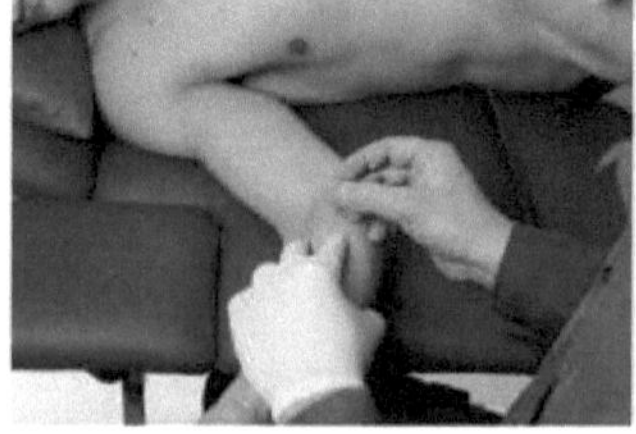

Figura 43. PS em PGM do flexor radial do carpo (40, 66).

- Perigos e precauções (127, 128):
  - Risco de punção nervosa: Existe o risco de a agulha entrar em contacto com ramos dos nervos cutâneos medial e lateral do antebraço. Por conseguinte, é crucial introduzir a agulha lentamente, especialmente nos primeiros milímetros de penetração.
  - Nervo mediano: Existe também a possibilidade de contacto com o nervo mediano se a agulha for inserida demasiado longe ou dirigida demasiado lateralmente.

4.4.15. Palma longa.

- Anatomia e Localização dos PGMs: O PGM do músculo palmar longo é fácil de localizar, pois está situado no plano mais superficial, apenas medial ao flexor radial do carpo e lateral ao flexor ulnar do carpo (129, 130).
- Padrão de dor referido: De acordo com Simons et al, o padrão de dor mais comum associado ao palmaris longus manifesta-se como comichão ou beliscão superficial na palma da mão, bem como dor no centro da palma. Esta dor estende-se até à base do polegar e à crista distal da palma, sem atingir os dedos (129, 130).
- Sintomas adicionais: Os doentes com PGM no palmaris longus têm dor, fraqueza e hipersensibilidade na palma da mão quando realizam actividades de preensão manual, como o manuseamento de ferramentas (129, 130).
- Mecanismos de ativação dos PGMs: Embora o músculo palmar longo possa apresentar diferentes mecanismos de ativação, tem-se observado que a presença de PGMs em músculos vizinhos, como o tríceps braquial (no seu ventre medial), pode estar relacionada tanto com a ativação dos PGMs no palmar longo como com a sua perpetuação (129, 130).
- PS (129, 130):
  - Posição do doente: O doente deve estar em posição supina, com o cotovelo estendido e o antebraço supinado, e a palma da mão virada para cima.
  - Localização do PGM: O músculo é palpado apenas medialmente ao ventre do flexor radial do carpo e lateralmente ao ventre do flexor ulnar do carpo. O PGM é fácil de identificar pressionando-o contra a ulna.

- Técnica de punção: Utiliza-se uma agulha de 0,25 mm x 25 mm para a punção, semelhante à descrita para o flexor radial do carpo.

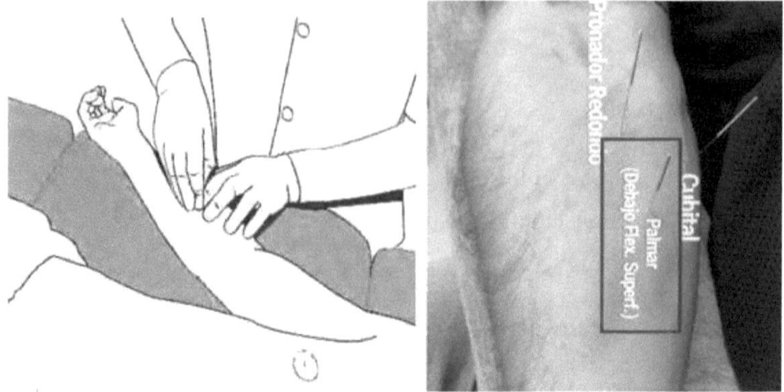

Figura 44. PS em PGM do palmar longo (40).

- Perigos e precauções (129, 130):
  - Risco de punção nervosa: Superficialmente, existe o risco de a agulha entrar em contacto com ramos do nervo cutâneo medial do antebraço. Por conseguinte, é importante introduzir a agulha lentamente para evitar complicações.
  - Nervo ulnar: Existe também a possibilidade de contacto com o nervo ulnar se a agulha for demasiado profunda e estiver inclinada demasiado para a frente.

4.4.16. Flexores superficiais e profundos comuns dos dedos e flexor longo dos dedos do polegar.

- Anatomia e dor referida (131, 132):
  - Tanto o flexor superficial dos dedos como o flexor profundo dos dedos têm um padrão de dor referida semelhante. Esta dor manifesta-se no dedo correspondente onde actuam as fibras que contêm os PGM, irradiando frequentemente para o cotovelo na sua face palmar.
  - Sensação de dor: A dor pode ser descrita como uma sensação de "relâmpago" que irradia para o dedo afetado. De acordo com Kellgren, o flexor profundo comum dos dedos pode provocar dores "articulares" nas articulações metacarpofalângicas.

- Flexor longo do polegar: Os PGM do flexor longo do polegar causam dor semelhante, estendendo-se ao longo do aspeto anterior do polegar até à ponta da sua falange distal.

- Dificuldades clínicas (131, 132):
  - Identificação: Devido à localização profunda dos PGM nestes músculos, estes não são diretamente palpáveis e não é possível identificar bandas apertadas. A suspeita de PGMs baseia-se nos sintomas do doente, que pode sentir dor e dificuldade na utilização de instrumentos que exijam fórceps ou preensão digital, como tesouras.
  - Restrição da mobilidade: Uma forma de avaliar a função é pedir ao doente que coloque as palmas das mãos viradas uma para a outra, com as faces palmares dos dedos firmemente pressionadas uma contra a outra. Ao estender os dois punhos, se as fibras de algum flexor dos dedos tiverem PGMs, o dedo correspondente não conseguirá manter-se colado ao seu homólogo da outra mão, tendendo a fletir. Isto acontece porque a extensão dos dedos compete com a extensão do pulso.
- Sintomas (131, 132):
  - Dor: Dor localizada nos dedos afectados, com possíveis sensações de "relâmpago".
  - Fraqueza: nos movimentos de preensão dos dedos, o que pode afetar as actividades diárias.
- PS (131, 132):
  - Técnica de punção: A punção dos PGMs nos músculos flexor comum dos dedos e flexor longo do polegar é efectuada de forma semelhante à técnica utilizada para os músculos palmar longo e flexor radial do carpo, mas utilizando uma agulha de 0,25 mm x 40 mm ou 0,30 mm x 50 mm.
  - Posição do doente: O doente deve estar em posição supina, com o antebraço supinado e o cotovelo estendido, para facilitar a localização dos PGM.

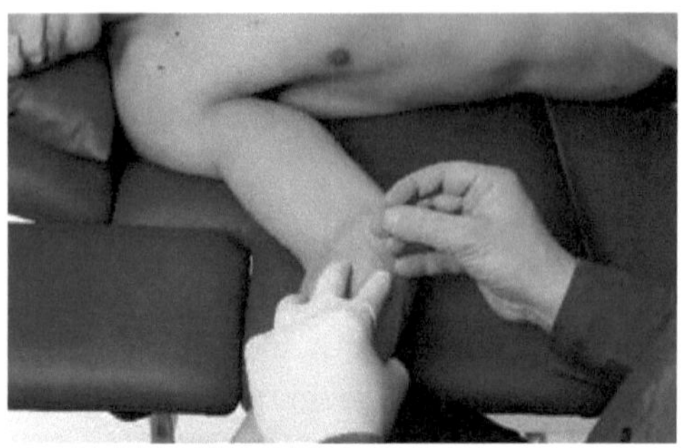

Figura 45. PS em PGM para flexores superficiais e profundos comuns dos dedos e flexor longo dos dedos do polegar (66).

- Perigos e precauções (131, 132):
  - Risco de punção do nervo: Dependendo da localização do PGM, existe o risco de a agulha entrar em contacto com o nervo mediano ou o nervo ulnar. Este facto, combinado com o tipo de dor "intermitente" que estes PGM provocam por vezes, pode levantar dúvidas quanto ao facto de ter sido tocado um PGM ou um nervo.
  - Guiada por ultrassom: A punção guiada por ultrassom pode ser considerada para evitar estruturas neurovasculares, especialmente se a segurança não puder ser garantida durante a punção.
  - Regras de prevenção: Se não for utilizado o ultrassom, é crucial seguir as regras de prevenção para evitar a punção do nervo, mantendo os dedos livres para se moverem em caso de uma resposta "relâmpago" (REL). Isto ajudará a decidir se a agulha tocou num nervo ou num PGM.

4.4.17. Pronador quadrado.

- Antecedentes e sintomas: A literatura não tem documentado extensivamente a existência de PGMs no pronador quadrado, mas um estudo de Hwang et al. investigou os sintomas referidos deste músculo numa amostra de 35 homens saudáveis. Estes pacientes receberam injecções intramusculares de solução salina hipertónica (0,3 ml 16%) guiadas por eletromiografia. Os resultados mostraram dois padrões predominantes de dor referida (133, 134):
  - Padrão 1: Descrito por 57% dos indivíduos, estendia-se ao longo da borda ulnar do antebraço e da mão, atingindo em alguns casos o

epicôndilo medial e o quinto dedo. A dor mais intensa foi sentida na base do quinto dedo.

- Padrão 2: Descrito por 29% dos indivíduos, projectava-se principalmente distalmente, abrangendo o terceiro e quarto dedos, sendo a dor mais intensa na parte média da porção distal do antebraço, tanto dorsal como volar.
- Todos os participantes no estudo classificaram a sua dor num nível de 9 em 10 ou superior, descrevendo-a como profunda, difusa e latejante. Alguns também referiram dormência ou formigueiro na zona afetada.

- Mecanismos de ativação: O pronador quadrado pode ser ativado por actividades diárias ou laborais que envolvam sobrecarga, como torcer roupa ou desapertar parafusos. Sugere-se que, se um doente apresentar ativação de um PGM neste músculo, é provável que os sintomas sejam semelhantes aos descritos acima. Foi relatado um caso bem sucedido de diagnóstico e tratamento de um PGM do pronador quadrado num doente com dores no punho e na mão após uma fratura consolidada do punho. Recomenda-se que os PGMs do pronador quadrado sejam incluídos no diagnóstico diferencial de pacientes com dor na distribuição dos dermátomos C7-C8 ou áreas inervadas pelos nervos mediano e ulnar, especialmente na ausência de patologia neurológica (133, 134).
- PS (133, 134):
  - Técnica de punção: Devido à localização do pronador quadrado, que é volar mas mais próximo do lado dorsal, recomenda-se a realização da punção a partir do lado dorsal, onde existem menos estruturas neurovasculares.
  - Para encontrar o PGM, recomenda-se a palpação alternada de ambos os lados do antebraço até se localizar um ponto doloroso que reproduza a dor do doente. A punção é efectuada com uma agulha de 0,25 mm x 40 mm, penetrando até cerca de 25 mm na direção dorsovolar.
  - Posição do doente: O doente deve estar em posição supina, com o antebraço em pronação.
  - Orientação da agulha: Avançar a agulha até sentir que a membrana interóssea está a ser atravessada, o que ocorre antes de a parte profunda do músculo ser atravessada.

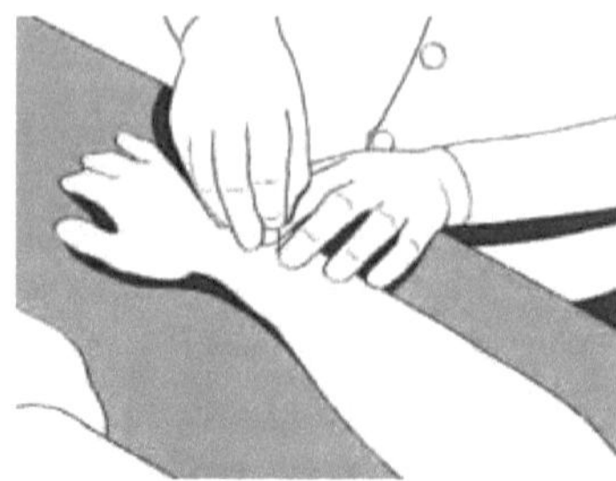

Figura 46. PS em PGM para pronador quadrado (40).

- Perigos e precauções: O principal perigo reside no potencial de lesão das estruturas neurovasculares. Embora estas estruturas estejam geralmente localizadas à frente do pronador quadrado, existe o risco de contacto com o nervo ulnar ou com o nervo mediano se a agulha for inserida demasiado fundo ou inclinada em direcções inadequadas. Para maior segurança, pode ser realizada uma punção guiada por eletromiografia. É essencial seguir as regras de precaução para evitar a punção de um nervo e ter um cuidado especial ao avançar a agulha nos primeiros milímetros para evitar o nervo cutâneo dorsal do antebraço (133, 134).

4.4.18. Eminência tenar.

- Contexto e sintomas: Embora as MMPs não tenham sido descritas no abdutor curto do polegar, foram identificadas noutros músculos da eminência tenar, como o adutor do polegar, o oponente do polegar e o flexor curto do polegar. Os padrões de dor referida mais comuns são (134, 135):
- Adutor do polegar: a dor localiza-se na face externa do polegar e na base do polegar. Pode estender-se à superfície palmar da primeira articulação metacarpofalângica, ao cotovelo do polegar, à eminência tenar e ao aspeto dorsal do primeiro espaço interdigital.
- Oponente do polegar: A dor manifesta-se na superfície palmar da maior parte do polegar e numa pequena área no aspeto radial do aspeto volar do pulso.
- Mecanismos de gatilho: A dor nestes músculos pode ocorrer quando se executam tarefas que requerem uma manipulação precisa, como escrever, vestir roupa ou apertar um botão. Também é comum os doentes referirem uma sensação de fraqueza em actividades que

requerem a preensão do polegar. Além disso, a presença de MMPs em músculos relacionados, como o supinador, o extensor radial longo do carpo, o braquiorradial, o braquiorradial e os escalenos, pode gerar dor referida ao primeiro espaço interdigital, sugerindo a necessidade de incluir estes músculos no tratamento (134, 135).

- PS dos músculos da eminência tenar (134, 135):
  - Adutor do polegar:
    - Posição do doente: Em decúbito dorsal, com o cotovelo ligeiramente fletido e o antebraço em pronação.
    - Palpação: Localizar o músculo em pinça com o polegar no aspeto dorsal do primeiro espaço interdigital.
    - Agulha: Recomenda-se uma agulha de 0,16 mm x 25 mm, que é inserida a partir do lado dorsal da mão, passando pelo primeiro interósseo dorsal, se necessário, e dirigida para o dedo adjacente.

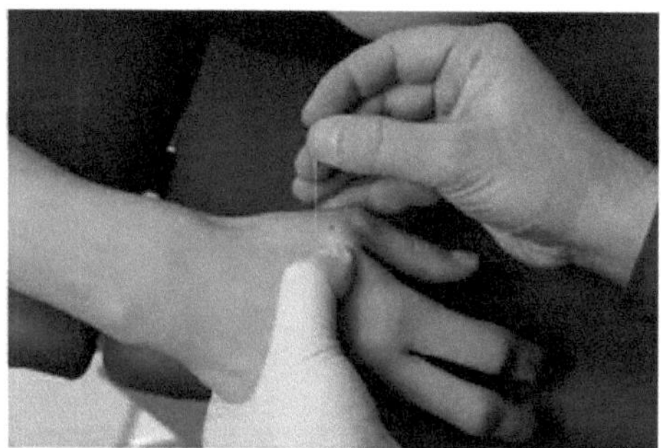

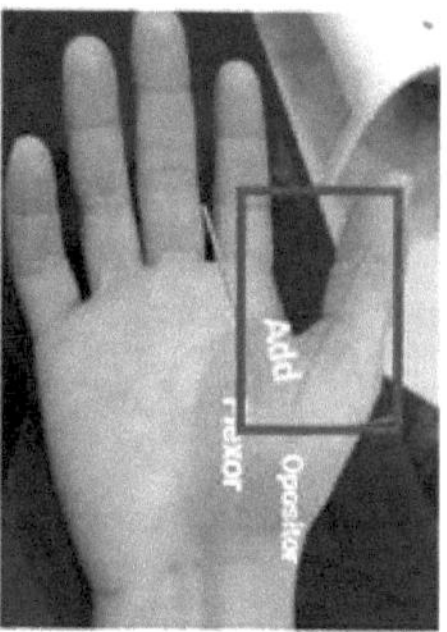

Figura 47. PS em PGM do adutor do polegar (66).

  - Oponente do polegar:
    - Posição do doente: Em decúbito dorsal com o cotovelo estendido e o antebraço supinado.
    - Agulha: Utilizar uma agulha de 0,16 mm x 25 mm, dirigindo-a na direção ântero-posterior para o PGM. Assegurar que a mão que efectua a sondagem não impede o movimento oposto do polegar, procurando o contacto ósseo para confirmar que o músculo foi atravessado.

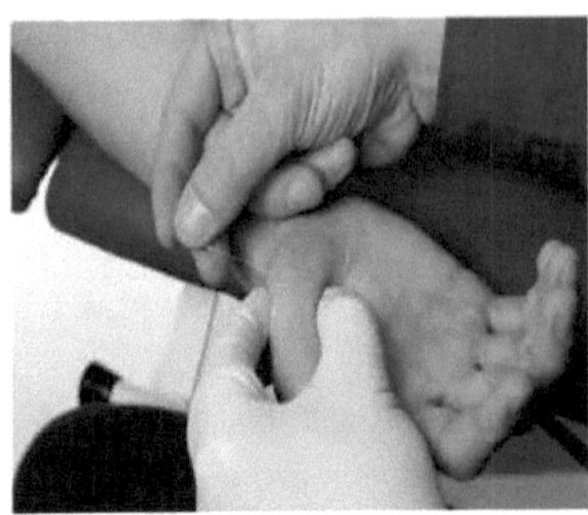

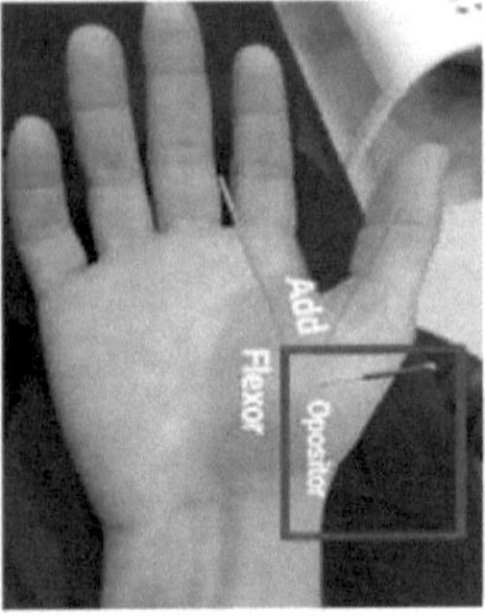

Figura 48. PS em PGM do oponente do polegar (66).

- Flexor digitorum brevis:
  - Posição do paciente: A mesma que a do adversário.
  - Palpação: Identificar o tendão flexor longo do polegar através da palpação dos lados do polegar para detetar um ponto dorido, normalmente localizado radialmente ao tendão.
  - Agulha: É introduzida uma agulha de 0,16 mm x 25 mm no PGM.

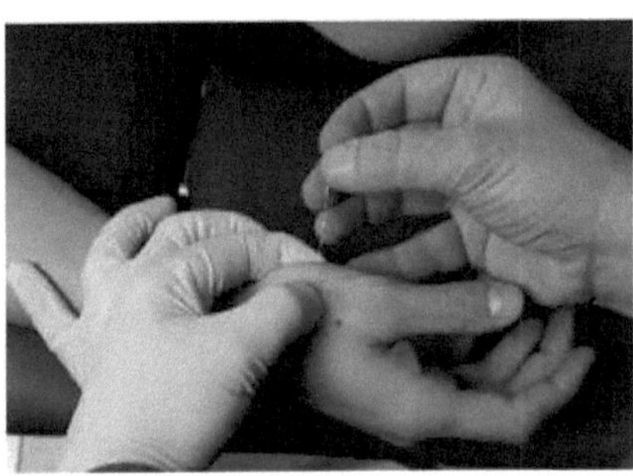

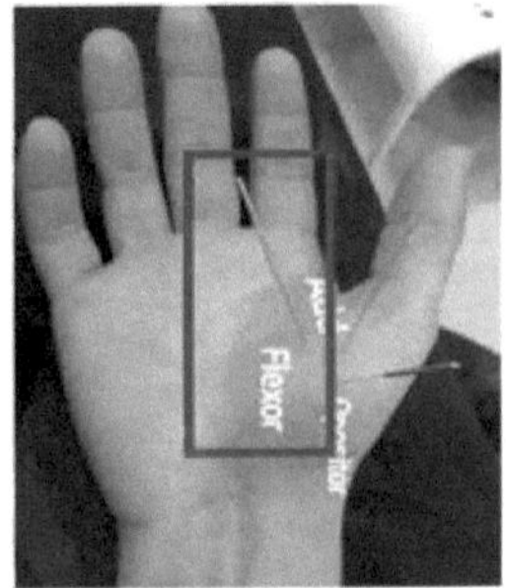

Figura 49. PS em PGM do flexor curto do polegar (66).

- Perigos e precauções (134, 135):
  - Riscos vasculares: Na eminência tenar estão presentes ramos da artéria radial e da veia cefálica. A punção destes vasos pode provocar dores lancinantes e hemorragias excessivas, pelo que se deve assegurar uma compressão adequada durante a punção e uma hemostase correta.
  - Riscos neurológicos: O ramo motor profundo do nervo ulnar e os nervos digitais palmares comuns podem ser afectados, pelo que é crucial tomar as devidas precauções ao realizar a punção.

4.4.19. Eminência hipotenar.

- Sintomas e dor referida: O padrão de dor referida do músculo abdutor do dedo mindinho estende-se ao longo do bordo ulnar do quinto dedo até à articulação interfalângica distal. Este padrão é semelhante à dor causada pelos músculos interósseos. A presença de PGMs neste músculo está associada aos nódulos de Heberden na articulação interfalângica distal, bem como à hiperalgesia (aumento da sensibilidade à dor) nessa área. Embora não tenham sido descritos pontos de gatilho no flexor curto do polegar ou no oponente do dedo mínimo, é possível que estes músculos estejam relacionados com a dor na eminência hipotenar, no quinto metacarpo e no próprio dedo mínimo (136, 137).
- PS: O agulhamento seco do abdutor do dedo mindinho pode ser efectuado de duas formas, dependendo da localização do ponto de gatilho durante a palpação (136, 137):
  - Plano:
    - Palpação: O músculo é pressionado contra o bordo ulnar do osso metacarpo.
    - Agulha: É utilizada uma agulha de 0,16 mm x 25 mm, que é inserida na direção do osso. A mão do doente deve estar supinada (palma para cima).
  - Fixado:
    - Palpação: O músculo é agarrado com uma pinça.
    - Agulha: inserida através do lado dorsal da mão, também com uma agulha de 0,16 mm x 25 mm. A mão do paciente deve estar em pronação (palma para baixo).

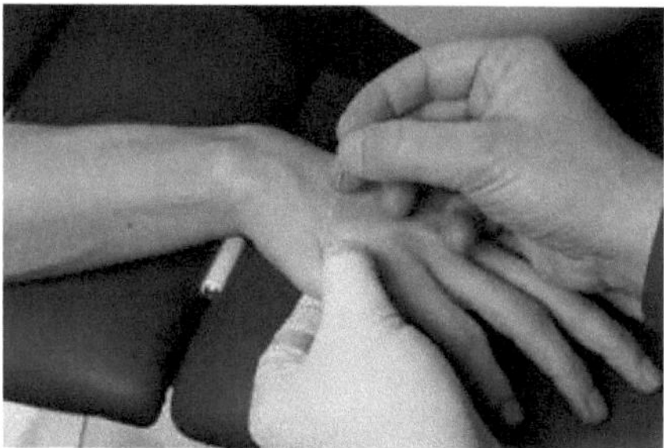

Figura 50. PS para PGM no abdutor do dedo mindinho (66).

- Perigos e precauções: Dado que a zona é atravessada por vários ramos nervosos, tanto cutâneos (ramo palmar do nervo ulnar, nervos digitais palmar comum e próprio) como musculares (ramos superficial e profundo do nervo ulnar), é essencial seguir as precauções descritas nos protocolos de segurança para evitar lesões nestas estruturas (136, 137).

4.4.20. Interósseos e lumbricais do dedo mindinho.

- Sintomas e dor referida: O padrão da dor referida nos interósseos dorsal e palmar projecta-se para o dedo onde o músculo afetado se insere, concentrando-se particularmente na articulação interfalângica distal desse dedo. Ainda não foi estabelecida uma diferenciação clara entre a dor referida interóssea dorsal, palmar e lombar. O padrão de dor do primeiro interósseo dorsal inclui um componente de dor profunda no dorso da mão que pode estender-se à palma e até afetar o aspeto dorsal do quinto dedo. Os PGMs nestes músculos têm sido associados à presença dos nódulos de Heberden nas articulações interfalângicas distais e à hiperalgesia nestas áreas. Observou-se que o tratamento dos PGMs pode reduzir a dor articular e, em alguns casos, até reduzir o tamanho dos nódulos. No entanto, esta relação necessita de estudos mais rigorosos para ser verificada. Também foi relatada uma inter-relação frequente entre osteoartrite das mãos e PGMs interósseos e lumbricais, observando-se que a biomecânica alterada da mão devido à osteoartrite pode causar PGMs, que por sua vez agravam a condição artrítica. Os doentes com PGM nestes músculos apresentam frequentemente dor, rigidez e fraqueza nas mãos, tornando difícil escrever, vestir-se ou efetuar tarefas manuais. As profissões que requerem precisão com as mãos, como a costura, a pintura ou a mecânica, podem atuar como gatilhos para os PGM (136, 137).
- PS (136, 137):
  - Punção interóssea:
    - Posição do doente: supina, cotovelo estendido, antebraço em pronação.
    - A mão palpadora do terapeuta segura a mão do paciente para facilitar o movimento dos dedos, permitindo a identificação da resposta local ao espasmo (REL) que indicará a presença de um PGM nos interósseos dorsais ou nos interósseos palmares. A

agulha utilizada é de 0,16 mm x 25 mm, inserida a partir do dorso da mão na direção do dedo afetado.

    - No caso do primeiro espaço interósseo, o músculo é palpado com o polegar no dorso e o indicador na palma da mão, dirigindo a agulha para a zona de hiperalgesia.

- Punção dos lumbricals:
    - Posição do paciente: decúbito dorsal com a mão em supinação. A agulha é introduzida pela face palmar da mão, com o polegar do terapeuta a palpar o músculo.
    - Se a pele do doente permitir, é utilizada uma agulha de 0,16 mm x 25 mm, mas se a pele for mais dura, pode ser necessária uma agulha mais grossa de 0,25 mm x 25 mm, o que aumenta o desconforto devido à elevada sensibilidade da pele nessa zona. Dependendo da tolerância do doente, pode ser utilizada anestesia tópica ou frio para reduzir a dor.

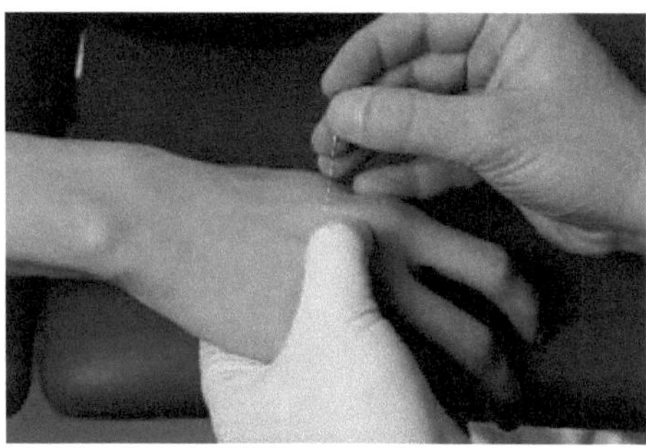

Figura 51. PS em PGM para interósseos e lumbricais do dedo mindinho (66).

- Perigos e precauções (136, 137):
    - Interósseo: Deve ter-se cuidado com as estruturas nervosas e vasculares que atravessam a área, como os nervos digitais palmares comuns (dos nervos mediano e ulnar) e os nervos digitais dorsais (dos nervos radial e ulnar), bem como os ramos arteriais das artérias radial e ulnar e as veias metacarpianas dorsais e palmares. A punção de um vaso pode aumentar a dor pós-punção se não for efectuada uma hemostase adequada.

- Lumbricals: O principal risco é a sensibilidade da pele na zona palmar, que pode tornar a técnica mais dolorosa. A aplicação de anestesia fria ou local pode melhorar a tolerância do doente.

O agulhamento seco tem-se revelado uma técnica terapêutica eficaz no tratamento dos pontos gatilho miofasciais (MTrPs) dos membros superiores, proporcionando um alívio considerável da dor e melhorando a funcionalidade dos músculos afectados. A sua aplicação em músculos como o trapézio, o supra-espinhoso, os rombóides e os flexores e extensores do antebraço, demonstra a sua versatilidade e eficácia no tratamento de diversas patologias. Estudos clínicos indicam que o agulhamento seco não só reduz a dor localizada, como também melhora a mobilidade articular e alivia a dor referida em estruturas próximas.

A estimulação direta dos PGMs no membro superior facilita a dessensibilização de áreas hipersensíveis, melhorando a função motora e reduzindo a incapacidade. No entanto, é fundamental que o fisioterapeuta esteja devidamente treinado para realizar a técnica, minimizando riscos como danos em estruturas nervosas e vasculares ou pneumotórax em áreas delicadas como o tórax e o ombro. Além disso, é necessária mais investigação para aprofundar os mecanismos de ação e a eficácia de protocolos específicos para diferentes populações.

Em conclusão, o agulhamento seco do membro superior é uma ferramenta valiosa no tratamento fisioterapêutico, ajudando no controlo da dor e na recuperação funcional. A sua integração numa abordagem terapêutica abrangente pode aumentar os resultados clínicos e melhorar a qualidade de vida dos pacientes com doenças músculo-esqueléticas.

REFERÊNCIAS BIBLIOGRÁFICAS.

1. Simons, D.G., Travell, J.G., Simons, L.S. (2002). Myofascial pain and dysfunction: The trigger point manual. Metade superior do corpo, 2ed. Madrid: Editorial Médica Panamericana. ISBN: 9788479035754.
2. Dommerholt, J., Fernandez, C. (2018). Agulhamento seco do ponto de gatilho: uma abordagem baseada em evidências e clínicas. 2ª edição. Elselvier. ISBN: 978-0702074165.
3. Associação Americana de Fisioterapia (APTA). (2012). Fisioterapeutas e o desempenho do agulhamento seco. 1-141.
4. Baldry, P. (2005). Acupunctura, pontos de gatilho e dor músculo-esquelética. 3ª ed. Churchill Livingstone. ISBN: 978-0443066443.
5. Hong, C.Z. (1994). Injeção de lidocaína versus agulhamento a seco em pontos de gatilho miofasciais: A importância da resposta local de contração. American Journal of Physical Medicine and Rehabilitation. 73(4): 256-263.
6. Cummings, T.M., White, A.R. (2001). Terapias de agulhamento na gestão da dor do ponto de gatilho miofascial: Uma revisão sistemática. Arquivos de Medicina Física e Reabilitação. 82(7): 986-992.
7. Tough, E.A., White, A.R., Cummings, T.M., Richards, S.H., Campbell, J.L. (2009). Acupunctura e agulhamento seco no tratamento da dor do ponto de gatilho miofascial: Uma revisão sistemática e meta-análise de ensaios clínicos randomizados. Jornal Europeu da Dor. 13(1): 3-10.
8. Kietrys, D.M., Palombaro, K.M., Azzaretto, E. (2013). Eficácia do agulhamento seco para a dor miofascial do quarto superior: Uma revisão sistemática e meta-análise. Journal of Orthopaedic and Sports Physical Therapy, 43(9): 620-634.
9. Peuker, E.T., White, A. (1999). Anatomia para a prática clínica da acupunctura. Anatomia Clínica. 12(3): 174-182.
10. Ernst, E., White, A.R. (2001). Estudos prospectivos sobre a segurança da acupunctura: uma revisão sistemática. American Journal of Medicine. 110(6): 481-485.
11. Cummings, T.M., Baldry, P. (2007). Dor miofascial regional: Diagnóstico e gestão. Melhores Práticas e Investigação em Reumatologia Clínica. 21(2): 367-387.
12. Aldlyami, E., Kulkarni, A., Reed, M.R., Muller, S.D. (2010). Luvas sem látex Partington: mais seguras para quem? J. Arthroplasty. 25: 27-30.

13. Mayoral, O. (2009). Agulhamento seco de pontos gatilho: Uma técnica simples para o tratamento da dor miofascial. Fisioterapia. 31(3): 126-134.
14. Ernst, E., White, A. (2001). Revisão da segurança da acupunctura e do agulhamento seco: riscos de infeção e prevenção. American Journal of Medicine. 110(6): 481-485.
15. Peuker, E.T., White, A. (1999). Considerações anatómicas e segurança da agulha em acupunctura. Anatomia Clínica. 12(3): 174-182.
16. Dann, J.J., Eckstein, M. (1992). The occurrence of infections with skin punctures: A prospective study of 5,000 punctures without skin preparation. Journal of Clinical Medicine. 8(4): 405-411.
17. Wit, M.J., Johnson, L.C., Baker, S.J. (1997). Risco de infecções no agulhamento seco de pontos de gatilho: Uma revisão de 230.000 casos. Acupunctura em Medicina. 15(1): 35-40.
18. Zhang, X., Li, J., Zhou, Q. (2009). Infecções em acupunctura e agulhamento seco: complicações bacterianas e virais. Jornal Chinês de Medicina Tradicional. 15(3): 21-28.
19. Rosenblatt, M.A., Abelson, S.A. (2005). Complicações e considerações de segurança em acupunctura e agulhamento seco: acidentes de punção e gestão de riscos. Medicina da Dor. 6(1): 53-59.
20. García, M. J., López, R. A. (2022). Considerações sobre agulhamento seco: contra-indicações e precauções. Revista de Fisioterapia e Reabilitação. 34(2): 123-130.
21. Fernández, A. L., Torres, S. (2021). Efeitos do agulhamento seco em pacientes com condições médicas complexas. Journal of Pain Management. 29(4): 45-54.
22. Martínez, P. (2020). Terapia manual e agulhamento seco: um guia prático para o fisioterapeuta. Editorial Médica Panamericana.
23. Sánchez, T., Ruiz, J. (2019). Fisioterapia e tratamento da dor: abordagens contemporâneas. Elsevier.
24. Pérez, L. (2020). Contra-indicações na terapia de agulhamento seco. Avanços em fisioterapia. Springer. 245-260.
25. Morales, E. (2018). Avaliação e riscos no agulhamento seco. Em S. Fernández (Ed.), Terapias contemporâneas em dor crónica. Editorial Médica. 115-130.
26. Rodríguez, A. (2021). Avaliação da eficácia e segurança do agulhamento seco em pacientes com dores musculares: um estudo clínico. Tese de mestrado, Universidade de Barcelona.

27. Boyce, J.M., Pittet, D. (2002). Guideline for hand hygiene in health-care settings: Recommendations of the Healthcare Infection Control Practices Advisory Committee and the HICPAC/SHEA/APIC/IDSA Hand Hygiene Task Force. American Journal of Infection Control 30(8): S1-S46.
28. Health Service Executive (HSE). (2009). Precauções padrão nos cuidados de saúde. Centro de vigilância da proteção da saúde.
29. Estratégia para o controlo da resistência antimicrobiana na Irlanda (SARI). (2005). Diretrizes para a higiene das mãos nos estabelecimentos de cuidados de saúde irlandeses.
30. Ehrenkranz, N.J., Alfonso, B.C. (1991). Falha na lavagem das mãos com sabão neutro para evitar a transferência de bactérias do paciente para os cateteres uretrais. Infection Control and Hospital Epidemiology. 12(11): 654-662.
31. Paulson, D.S., Riccelli, E., Fendler, E. (1999). A comparison of the antimicrobial activity of plain soap, antimicrobial soap, and an alcoholic hand gel. Infection Control and Hospital Epidemiology. 20(6): 396-401.
32. Centro de Controlo e Prevenção de Doenças (CDC). (2019). Diretrizes para o controlo de infecções no pessoal de saúde. Relatório Semanal de Morbilidade e Mortalidade. 68(3): 1-32.
33. Health Service Executive (HSE). (2009). Utilização de equipamento de proteção individual (EPI) em ambientes de cuidados de saúde.
34. Yunus, M.B., e Mense, S. (2019). Síndrome da dor miofascial e pontos-gatilho: Revisão clínica e fisiopatologia. Medicina da dor. 21(2): 179-190.
35. Cagnie, B., Dewitte, V., Barbe, T., Timmermans, F., Delrue, N. (2020). Terapias de agulhamento no manejo de pontos-gatilho miofasciais: uma revisão sistemática. Jornal Americano de Medicina Física e Reabilitação. 99(4): 309-318.
36. Gattie, E., Cleland, J.A., Snodgrass, S.J. (2017). Agulhamento seco para pacientes com dor musculoesquelética: um comentário clínico. Revista Internacional de Fisioterapia Desportiva. 12(2): 227-236.
37. Kietrys, D. M., Palombaro, K. M., Azzaretto, E. (2019). Eficácia do agulhamento seco para dor miofascial no quarto superior: uma revisão sistemática e meta-análise. Jornal de Fisioterapia Ortopédica e Desportiva. 43(9): 620-634.

38. Shah, J. P., Thaker, N. (2018). Dor miofascial e pontos-gatilho nociceptivos: hora de integrar o agulhamento seco com a medicina baseada em evidências. O Jornal de Fisioterapia Ortopédica e Desportiva. 48(1): 3-9.
39. Melzack, R., Wall, P.D. (1965). Mecanismos da dor: uma nova teoria. Science, 150(3699): 971-979.
40. Dommerholt, J., Fernández-de-las-Peñas, C. (2013). Agulhamento seco do ponto de gatilho: uma abordagem baseada em evidências e clínicas. Churchill Livingstone.
41. Shah, J.P., Gilliams, E.A. (2008). Descobrindo o meio bioquímico dos pontos de gatilho miofasciais usando microdiálise in vivo: Uma aplicação dos conceitos de dor muscular à síndrome da dor miofascial. Journal of Bodywork and Movement Therapies. 12(4): 371-384.
42. Langevin, H.M., Yandow, J.A. (2002). Relação dos pontos de acupunctura e meridianos com os planos do tecido conjuntivo. O Registo Anatómico. 269(6): 257-265.
43. Hidalgo, J., Torres, M., Mayoral, O., Sanchez, Z., Prieto, S. (2013). Termografia infravermelha para a deteção de pontos-gatilho miofasciais em pacientes com dor no pescoço. Física Médica. 40(7).
44. Dutton, M. (2018). Fundamentos das Técnicas de Avaliação Musculoesquelética. 4ª ed. Nova Iorque: Elsevier.
45. Kettner, N., Ragnarsdottir, M. (2014). A importância da história médica e do exame físico no ambiente clínico. Journal of Physical Therapy Science. 26(4): 649-653.
46. Gillon, R. (2015). Consentimento informado: um guia para profissionais de saúde. Jornal de Ética Médica. 41(5): 391-395.
47. Riazi, H., Dyer, C. B. (2016). Consentimento informado: considerações éticas e legais na prática da fisioterapia. Teoria e Prática da Fisioterapia. 32(1): 37-46.
48. Groves, M. (2016). Documentando o consentimento informado em fisioterapia: um imperativo ético e legal. Jornal de Educação em Fisioterapia. 30(3): 15-22.
49. Schenck, K.L., Hall, R.M. (2018). Considerações legais sobre o consentimento informado para fisioterapia. Jornal de Medicina Legal. 39(3): 331-344.
50. McEwen, I.R., Pomeranz, B. (2015). Manual Clínico de Fisioterapia. Nova Iorque: Wiley.

51. Walker, J.A., Allen, S.S. (2017). Controle de Infeção na Prática de Fisioterapia. Jornal de Ciência da Fisioterapia. 29(9): 1665-1670.
52. Glover, J.E., Pomeranz, B. (2016). Posicionamento do Paciente e Ergonomia na Reabilitação. Physical Therapy. 96(5): 617-626.
53. Sweeney, J., Murphy, A. (2019). Melhores práticas para o posicionamento do paciente em técnicas de terapia manual. Teoria e Prática da Fisioterapia. 35(2): 136-142.
54. Cummings, T.M., Cummings, T.J. (2015). Agulhamento seco: uma perspetiva clínica. Jornal de Terapia Manual e Manipulativa. 23(3): 145-155.
55. Dommerholt, J. (2011). Myofascial Trigger Points: Pathophysiology and Evidence-Informed Diagnosis and Management. Jornal de Terapia Manual e Manipulativa. 19(3): 137-147.
56. Trevelyan, F.C., e Noyes, R.A. (2018). Cuidados pós-agulhamento: entendendo o papel da educação do paciente. Physical Therapy Reviews. 23(1): 22-31.
57. Álvarez, A. (2015). Agulhamento seco: Eficácia no tratamento da síndrome da dor miofascial. Revista Internacional de Medicina e Ciências da Atividade Física e do Desporto. 15(59): 245-258.
58. Sato, T., Rosen, J. (2020). Efeitos do agulhamento seco na dor muscular: uma revisão sistemática. Teoria e Prática da Fisioterapia. 36(4): 428-441.
59. Ursini, T., Tontodonati, M. (2018). O papel da inflamação na regeneração muscular. Opinião atual em reumatologia. 30(1): 38-43.
60. Shah, J.P., Thaker, H. (2023). "Pontos de gatilho não miofasciais: uma revisão abrangente". Jornal de Pesquisa da Dor. 16: 107-119.
61. Klein, M.J., et al. (2021). "Pontos de gatilho não mio-fasciais: uma causa sub-reconhecida de dor". Journal of Bodywork and Movement Therapies. 25 (4): 767-773.
62. Alvarez, D. J., Rockwell, P. G. (2022). "Compreendendo a dor não miofascial: uma revisão dos pontos de gatilho e condições relacionadas". Medicina da dor. 23(8): 1433-1442.
63. Meyer, M.F., et al. (2022). "Explorando os mecanismos por trás do agulhamento seco na dor não miofascial: uma abordagem baseada em evidências". Reabilitação Clínica. 36(6): 760-771.
64. Tashjian, R.Z., et al. (2021). "Abordagens clínicas para pontos de gatilho não miofasciais". Médico da dor. 24(2): 97-106.

65. Tough, E.A., White, A.R. (2022). "O papel do agulhamento seco no tratamento da dor não miofascial". Relatórios atuais de dor e dor de cabeça. 26(6): 455-462.
66. Mayoral, O., Salvat, I. (2021). Fisioterapia invasiva da síndrome da dor miofascial: Manual de agulhamento seco do ponto de gatilho. ISBN: 978-8491103950.
67. Alonso, C., Fernández, C. (2010). O agulhamento seco é eficaz no tratamento dos pontos-gatilho miofasciais associados à dor cervical? Revista Clínica da Dor. 26(3): 284-292.
68. Gonzalez, L.M., Infante, P., Granados, M., Urresti, F.J. (2015). Síndrome da dor miofascial associada à articulação temporomandibular: uma revisão do tratamento atual. Jornal de Cirurgia Oral e Maxilofacial. 73(1): 141-147.
69. Jaeger, B., Reeves, J.L. (2009). Fisiopatologia do Ponto de Gatilho Miofascial: Conceitos Actuais. PM&R. 1(2): 180-194.
70. Fernández, C., Cuadrado, M.L. (2014). Dores de cabeça miofasciais: fisiopatologia e estratégias de gestão. Revisão de especialistas em neuroterapêutica. 14(3): 311-322.
71. Chou, M., Widmer, C.G. (2010). Gestão da dor miofascial dos músculos da mandíbula: uma revisão. Journal of the American Dental Association. 141(4): 459-467.
72. Gerwin, R. D. (2001). Classificação, Epidemiologia e História Natural da Síndrome de Dor Miofascial. Current Pain and Headache Reports. 5(5): 412-420.
73. Okeson, J.P. (2013). Gestão de Distúrbios Temporomandibulares e Oclusão. Elsevier Ciências da Saúde.
74. Stecco, C. (2014). Atlas Funcional do Sistema Fascial Humano. Elsevier Ciências da Saúde.
75. Fernández, C., & Arendt, L. (2016). Pontos de gatilho miofasciais: diagnóstico e tratamento abrangentes. Springer.
76. Hanten, W.P., Olson, S.L., Russell, J.L., Lucio, R.M. (2000). "Eficácia de um programa doméstico de pressão isquémica seguido de alongamento sustentado para o tratamento de pontos de gatilho miofasciais". Physical Therapy. 80(10): 997-1003.
77. Fernandez, C., Dommerholt, J. (2018). Guia Clínico para Palpação Musculoesquelética: Um Guia Prático. Elsevier.

78. Bron, C., de Gast, A., Dommerholt, J., Stegenga, B. (2011). "Pontos de gatilho e sensibilização central em distúrbios da dor musculoesquelética". Medicina da Dor. 12(3): 328-333.
79. Bron, C., Dommerholt, J. (2012). "Agulhamento seco de pontos de gatilho miofasciais nos músculos escalenos". Jornal de Terapia Manual e Manipulativa. 20 (4): 208-216.
80. Lewis, J., Tehan, P. (2010). "Síndrome do desfiladeiro torácico e o papel dos pontos de gatilho miofasciais". Physical Therapy Reviews. 15(2): 135-145.
81. Moseley, G.L., Butler, D.S. (2015). Alterações cerebrais focais na dor crônica: uma revisão. Revisões de Neurociência e Biocomportamento. 52: 94-104.
82. Cameron, M.H., Monroe, L.G. (2011). "Reabilitação da coluna vertebral: uma abordagem centrada no paciente". Journal of Orthopaedic and Sports Physical Therapy. 41(4): 252-259.
83. Elvey, R. (2009). "O Papel da Musculatura Cervical nas Cefaleias Cervicogénicas". Physiotherapy Theory and Practice. 25(3): 167-179.
84. Kothari, M. J., Zhang, C. (2020). "Músculos cervicais: função e disfunção". Revisões de Fisioterapia. 25(1): 4-10.
85. Fernández-de-Las-Peñas, C., & Cuadrado, M.L. (2007). "Cefaleia do tipo tensional e pontos de gatilho miofasciais: uma revisão da literatura. Current Pain and Headache Reports. 11(6): 465-472.
86. Hallgren, R.C., Greenman, P.E., Rechtien, J.J. (1994). "Dor Cervical Crónica e Cefaleias: Considerações Posturais. Journal of Manipulative and Physiological Therapeutics. 17(6): 375-379.
87. López, C., et al. (2013). "Efeitos imediatos do alongamento ativo na dor e na sensibilidade à dor por pressão sobre os pontos de gatilho miofascial no trapézio superior e no elevador da escápula: um ensaio clínico randomizado". Journal of Manipulative and Physiological Therapeutics. 36(6): 379-387.
88. Chaitow, L., DeLany, J.W. (2011). Aplicação Clínica de Técnicas Neuromusculares, Volume 1: A Parte Superior do Corpo (2ª Ed.). Churchill Livingstone.
89. Bron, C., et al. (2011). "Prevalência de pontos de gatilho miofascial em pacientes com dor crônica no ombro". Jornal de Terapia Manual e Manipulativa. 19(1): 11-17.

90. Fernandez, C., Cleland, J.A., Huijbregts, P. (2015). Terapia Manual para Síndromes de Dor Musculoesquelética: Uma Evidência e Abordagem Clínica Informada. Elsevier.
91. Shah, J.P., Gilliams, E.A. (2008). "Descobrindo o meio bioquímico dos pontos de gatilho miofascial usando microdiálise in vivo: uma aplicação de conceitos de dor muscular à síndrome da dor miofascial". Journal of Bodywork and Movement Therapies. 12(4): 371-384.
92. Fernández, C., Simons, D., Cuadrado, M.L., Gerwin, R.D. (2015). Pontos de gatilho e cadeias musculares em osteopatia. Elsevier.
93. Gatts, S., Currier, L., Baker, R. (2021). "Insights anatômicos, funcionais e miofasciais sobre o Teres Minor: implicações para a reabilitação do ombro". Jornal de Pesquisa e Prática em Reabilitação.
94. De la Llave, A.I., Fernández, J., Ortega, R. (2020). "Agulhamento seco na síndrome da dor miofascial: atualização e direções futuras". Relatórios atuais de dor e dor de cabeça. 24(2): 9.
95. Salamh, PA, Lewis, JS (2021). "Pontos de gatilho miofasciais: uma revisão informada por evidências". Jornal de Terapia Manual e Manipulativa. 29 (3): 147-154.
96. Liu, L., Huang, Q.M., Liu, Q.G., Ye, G., Bo, C.Z., Chen, M.J., Li, P. (2015). Eficácia do agulhamento seco para pontos-gatilho miofasciais associados à dor no pescoço e no ombro: uma revisão sistemática e meta-análise. Arch Phys Med Rehabil. 96(5):944-55.
97. Kumar, A., Gupta, K. (2016). Agulhamento seco por punção em síndromes de dor miofascial: uma visão geral. Revista Internacional de Reumatologia Clínica. 11(3): 179-189.
98. Hopper, D.J. (2008). O Papel do Músculo Latissimus Dorsi na Função do Ombro: Uma Revisão Biomecânica. Journal of Orthopaedic & Sports Physical Therapy, 38(4), 252-258.
99. Hassan, M., Khedher, I. (2021). Gestão da Síndrome da Dor Miofascial: Uma Revisão das Evidências. Jornal Europeu de Medicina Física e de Reabilitação. 57(3): 365-375.
100. Hwang, S.Y., et al. (2015). A eficácia do agulhamento seco para pontos de gatilho miofasciais em distúrbios musculoesqueléticos: uma revisão sistemática e meta-análise. Physical Therapy. 95(11): 1545-1558.
101. Kumar, V., & Clark, M.L. (2020). Clinical Medicine. Elsevier. ISBN: 9780702078682

102. Urits, I., Charipova, K., Gress, K., Schaaf, A.L., Gupta, S., Kiernan, H.C., et al. (2020). Tratamento e gerenciamento da síndrome da dor miofascial. Melhor Prática Res Clin Anestesiol. 34(3):427-448.
103. Ong, J., Claydon, L.S. (2014). O efeito do agulhamento seco para pontos-gatilho miofasciais no pescoço e ombros: uma revisão sistemática e meta-análise. J Bodyw Mov Ther. 18(3): 390-8.
104. Liu, L, Huang, Q.M., Liu, Q.G., Ye, G., Bo, C.Z., Chen, M.J., et al. (2015). Eficácia do agulhamento seco para pontos-gatilho miofasciais associados à dor no pescoço e no ombro: uma revisão sistemática e meta-análise. Arch Phys Med Rehabil. 96(5): 944-55.
105. Chys, M., De Meulemeester, K., De Greef, I., Murillo, C., Kindt, W., Kouzouz, Y., et al. (2023). Eficácia clínica do agulhamento seco em pacientes com dor musculoesquelética - uma revisão geral. J Clin Med. 12(3):1205.
106. Dunning, J., Butts, R., Mourad, F., Young, I., Flannagan, S., Perreault, T. (2014). Agulhamento seco: uma revisão da literatura com implicações para as diretrizes da prática clínica. Phys Ther Rev. 19(4):252-265.
107. Borg, J., Iaccarino, M.A. (2014). Tratamentos da síndrome da dor miofascial. Phys Med Rehabil Clin N Am. 25(2):357-74.
108. Wendt, M., Waszak, M. (2020). Avaliação da combinação da técnica de energia muscular e terapia de ponto de gatilho em indivíduos assintomáticos com um ponto de gatilho latente. Int J Environ Res Public Health. 17(22):8430.
109. Mense, S. (2008). Dor muscular: mecanismos e significado clínico. 105(12): 214-9.
110. Espejo, L., Fernández, J., Albornoz, M., Rodríguez, J., De la Cruz, B., Ribeiro, F., Silva, A. (2017). Agulhamento seco no manejo de pontos-gatilho miofasciais: Uma revisão sistemática de ensaios clínicos randomizados. 33: 46-57.
111. Ma, Y.T., Ma, M. (2011). Acupunctura Biomédica para Reabilitação Desportiva e Traumatológica: Técnicas de Agulhamento Seco. Elsevier Ciências da Saúde.
112. Navarro, M.J., Sanchez, J., Gómez, G.F., Cleland, J.A., López, I., Fernández, C., et al. (2020). Efeitos do agulhamento seco do ponto de gatilho na epicondilalgia lateral de origem musculoesquelética: Uma revisão sistemática e meta-análise. Clinical Rehabilitation. 34: 1327-1340.

113. Kalichman L., Vulfsons S. (2010). Agulhamento a seco no tratamento da dor músculo-esquelética Journal of the American Board of Family Medicine. 23:640-646.
114. Dommerholt J., Fernández, C., Petersen, S.M. (2019). Agulhamento: existe um ponto? Jornal de Terapia Manual e Manipulativa. 27 :125-127.
115. Cagnie, B., Dewitte, V., Barbe, T., Timmermans, F., Delrue, N., Meeus, M. (2013). Efeitos fisiológicos do agulhamento seco. Relatórios atuais de dor e dor de cabeça. 17:348.
116. Charles, D., Hudgins, T., MacNaughton, J., Newman, E., Tan, J., Wigger, M. (2019). Uma revisão sistemática das técnicas de terapia manual, ventosas secas e agulhas secas na redução da dor miofascial e dos pontos-gatilho miofasciais. Journal of Bodywork and Movement Therapies. 23: 539-546.
117. Rodríguez, J., González, B., De Toro, Á., Valera, E., Garrido, E.M., Jiménez, M. (2016). Eficácia do agulhamento seco na redução da intensidade da dor em pacientes com síndrome de dor miofascial: Uma Meta-análise. Jornal de Medicina Tradicional Chinesa. 36: 1-13.
118. Sánchez, J., Navarro, M.J., Bravo, A., Jiménez, F., Abián, J. (2021). O agulhamento seco aplicado por fisioterapeutas é eficaz para a dor em condições musculoesqueléticas? Uma revisão sistemática e meta-análise. Fisioterapia. 101(3).
119. Tough, E.A., White, A.R., Cummings, T.M., Richards, S.H., Campbell, J.L. (2009). Acupunctura e agulhamento seco no tratamento da dor do ponto de gatilho miofascial: Uma revisão sistemática e meta-análise de ensaios clínicos aleatórios. Jornal Europeu da Dor. 13: 3-10.
120. Dommerholt, J. (2011). Agulhamento seco Considerações periféricas e centrais. Journal of Manual & Manipulative Therapy. 19: 223-227.
121. Hall, M.L., Mackie, A.C., Ribeiro, D.C. (2018). Efeitos da terapia de ponto-gatilho com agulhamento seco na região do ombro em pacientes com dor e disfunção da extremidade superior: uma revisão sistemática com meta-análise. Fisioterapia. 104: 167-177.
122. Boyles, R., Fowler, R., Ramsey, D., Burrows, E. (2015). Eficácia do agulhamento seco do ponto de gatilho para várias regiões do corpo: uma revisão sistemática. Jornal de Terapia Manual e Manipulativa. 23: 276-293.

123. Lew, J., Kim, J., Nair, P. (2021). Comparação de agulhamento seco e terapia manual de ponto de gatilho em pacientes com síndrome de dor miofascial no pescoço e parte superior das costas: uma revisão sistemática e meta-análise. Jornal de Terapia Manual e Manipulativa. 29: 136-146.
124. Fernandez, C., Nijs, J. (2019). Agulhamento seco do ponto de gatilho para o tratamento da síndrome da dor miofascial: perspectivas atuais dentro de um paradigma da neurociência da dor. Jornal de Gestão da Dor. 12: 1899-1911.
125. Butts, R., Dunning, J., Serafino, C. (2021). Estratégias de agulhamento seco para condições musculoesqueléticas: o número de agulhas e o tempo de retenção da agulha são importantes? Uma revisão narrativa da literatura. Journal of Bodywork and Movement Therapies. 26: 353-363.
126. Uygur, E., Aktas, B., Özkut, A., et al. (2017). Agulhamento seco na epicondilite lateral: um estudo prospetivo controlado. Int Orthop. 41(11): 2321-2325.
127. Kheradmandi, A., Ebrahimian, M., Ghafarinejad, F., et al. (2015). O efeito do agulhamento seco dos pontos de gatilho dos músculos do ombro na dor e na força de preensão em pacientes com epicondilite lateral: um estudo piloto. J Rehabil Sci Res. 2(3): 58-62.
128. Sukumar, S., Sukumar, S., Lawrence, M.S. (2014). Efeitos da inserção de agulha seca estática e desativação do ponto de gatilho combinados com exercícios excêntricos em mulheres com cotovelo de tenista unilateral, um único RCT cego. Glob J Multidiscip Stud. 4(1): 411-422.
129. Ukumar, S., Lawrence, M., Subhashchandra, R. (2015). Efeitos precoces do agulhamento seco e da terapia a laser de baixa intensidade no cotovelo de tenista crónico: um estudo experimental. J Heal Sci Res. 5(1): 187-196.
130. Etminan, Z., Razeghi, M., Ghafarinejad, F. (2019). O efeito do agulhamento seco de pontos-gatilho nos músculos extensores do antebraço na força de preensão, dor e função de atletas com cotovelo de tenista crônico. J Rehabil Sci Res. 6(1): 27-33.
131. Tekin, L., Akarsu, S., Durmus, O., Cakar, E., Dincer, U., Kiralp, M.Z. (2013). O efeito do agulhamento seco no tratamento da síndrome da dor miofascial: um estudo randomizado, duplo-cego e controlado por placebo. Clin Rheumatol. 32(3): 309-15.

132. Hsieh, Y.L., Kao, M.J., Kuan, T.S., Chen, S.M., Chen, J.T., Hong, C.Z. (2007). O agulhamento seco de um ponto de gatilho miofascial chave pode reduzir a irritabilidade dos MTrPs satélite. Am J Phys Med Rehabil. 86(5): 397-403.
133. Irnich, D., Behrens, J., Gleditsch, J.M., et al. (2002). Efeitos imediatos do agulhamento seco e da acupunctura em pontos distantes na dor cervical crónica: resultados de um ensaio cruzado aleatório, duplamente cego e controlado por simulação. 99(1-2): 83-89
134. Lorenzo, L., Traballesi, M., Morelli, D., et al. (2004). Síndrome de dor no ombro hemiparético tratada com agulhamento seco profundo durante a reabilitação precoce: uma investigação prospetiva, aberta e randomizada. J Musculoskelet Pain. 12(2): 25-34
135. Tsai, C.T., Hsieh, L.F., Kuan, T.S. (2010). Efeitos remotos do agulhamento a seco sobre a irritabilidade do ponto de gatilho miofascial no músculo trapézio superior. Am J Phys Med Rehabil. 89(2): 133-140.
136. García, R., Tormos, L., Vilanova, P., Morales, R., Pérez, A., Segura, E. (2011). Eficácia do agulhamento seco de um ponto de gatilho miofascial versus manipulação do cotovelo na dor e na força máxima de preensão da mão. Physiotherapy. 33(6): 248-255.
137. Mansfield, C.J., Vanetten, L., Willy, R., Magnussen, R., Briggs, M. (2019). Os efeitos das terapias de agulhamento na produção de força muscular: uma revisão sistemática e meta-análise. Jornal de Fisioterapia Ortopédica e Desportiva.

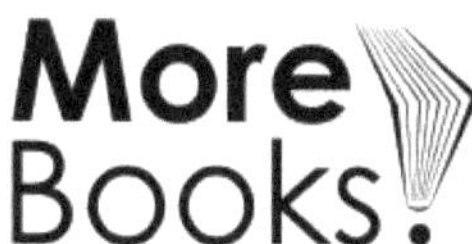

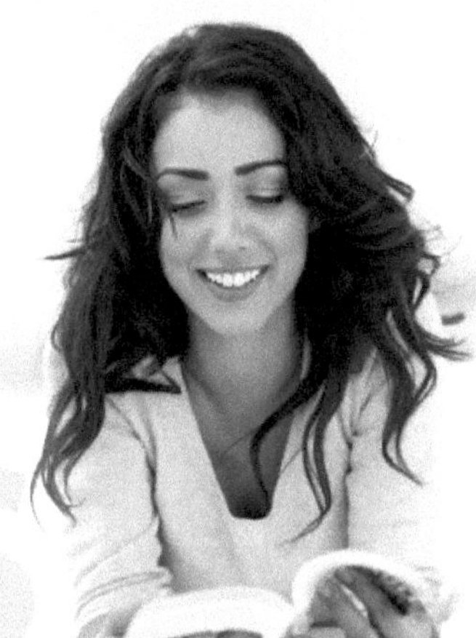

I want morebooks!

Buy your books fast and straightforward online - at one of world's fastest growing online book stores! Environmentally sound due to Print-on-Demand technologies.

Buy your books online at
www.morebooks.shop

Compre os seus livros mais rápido e diretamente na internet, em uma das livrarias on-line com o maior crescimento no mundo! Produção que protege o meio ambiente através das tecnologias de impressão sob demanda.

Compre os seus livros on-line em
www.morebooks.shop

info@omniscriptum.com
www.omniscriptum.com

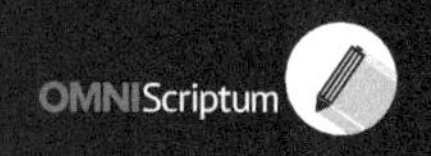

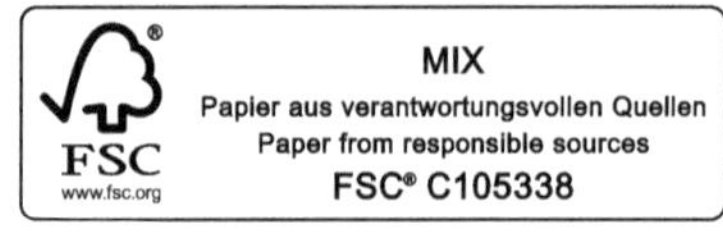

Printed by Books on Demand GmbH, Norderstedt / Germany